JOSÉ GERLEY DÍAZ CASTRO
RAPHAEL SANZIO PIMENTA
NEILTON ARAÚJO DE OLIVEIRA
RENATA JUNQUEIRA PEREIRA
Organizadores

UMA LEITURA INTERDISCIPLINAR DO PROCESSO SAÚDE - DOENÇA

Editora CRV

José Gerley Díaz Castro
Raphael Sanzio Pimenta
Neilton Araújo de Oliveira
Renata Junqueira Pereira
(Organizadores)

UMA LEITURA INTERDISCIPLINAR DO PROCESSO SAÚDE-DOENÇA

Editora CRV
Curitiba – Brasil
2019

Editor-chefe: Railson Moura
Diagramação e Capa: Editora CRV
Revisão: Os Autores

DADOS INTERNACIONAIS DE CATALOGAÇÃO NA PUBLICAÇÃO (CIP)
CATALOGAÇÃO NA FONTE

L525

Uma leitura interdisciplinar do processo saúde-doença / José Gerley Díaz Castro, Raphael Sanzio Pimenta, Neilton Araújo de Oliveira, Renata Junqueira Pereira (organizadores) – Curitiba : CRV, 2019.
174 p.

Bibliografia
ISBN 978-85-444-3763-6
DOI 10.24824/978854443763.6

1. Interdisciplinaridade 2. Processo saúde-doença 3. Complexidade 4. Interações I. Castro, José Gerley Díaz. org. II. Pimenta, Raphael Sanzio. org. III. Oliveira, Neilton Araújo de. org. IV. Pereira, Renata Junqueira. org. V. Título VI. Série.

CDU 614.2 CDD 613

Índice para catálogo sistemático
1. Processo saúde – doença 613

2019
Foi feito o depósito legal conf. Lei 10.994 de 14/12/2004

Tel.: (41) 3039-6418 - E-mail: sac@editoracrv.com.br

SUMÁRIO

APRESENTAÇÃO 11

MODELO ECOLÓGICO DA SAÚDE COMO ALTERNATIVA AO MODELO BIOMÉDICO 13
Gilmara Apolinário Reis
Marta Azevedo dos Santos

INIQUIDADES NO BRASIL COMO DETERMINANTES NO PROCESSO SAÚDE-DOENÇA 19
Carolina Aguiar Alves
Danielle Rosa Evangelista
Glêndara Aparecida de Souza Martins
José Gerley Díaz Castro

O TERRITÓRIO DA SAÚDE E A ESTRATÉGIA DE SAÚDE DA FAMÍLIA 29
Rômulo Dayan Camelo Salgado
Talita Buttarello Mucari
Carla Araujo Bastos Teixeira
Tayse Camelo Salgado

ATENÇÃO BÁSICA E A CENTRAL DE REGULAÇÃO DA SECRETARIA MUNICIPAL DE SAÚDE DO MUNICÍPIO DE GURUPI-TOCANTINS 37
Helber Lopes de Oliveira
Rafaela de Carvalho Alves
Vanderson Ramos Mafra
Sandra Maria Botelho Mariano
José Gerley Díaz Castro

AS TRANSFORMAÇÕES DO TRABALHO E SUAS IMPLICAÇÕES NA SAÚDE DO TRABALHADOR 43
Tiara Cunha Silva
Neilton Araújo de Oliveira
José Gerley Diaz Castro
Marco Aurelio Gondim Cordeiro
Márcia Faria e Silva

A BIOTECNOLOGIA MODERNA E SUAS IMPLICAÇÕES NO MEIO AMBIENTE E NA SAÚDE HUMANA 51
Matheus Martins Daude
Gessi Carvalho de Araujo Santos

PLANO DE GERENCIAMENTO DE RESÍDUOS DE SERVIÇOS DE SAÚDE (PGRSS) EM FARMÁCIAS E DROGARIAS 63
Vanderson Ramos Mafra
Guilherme Nobre Lima do Nascimento
Helber Lopes de Oliveira

A QUESTÃO AMBIENTAL DA HANSENÍASE 69
Tiago Veloso Neves
José Gerley Díaz Castro

AGROTÓXICOS E SAÚDE: um problema de saúde pública 77
Ravena Gentil de Castro
Fabiana Daronch
Adailton Tomaz da Silva
José Gerley Díaz Castro

FLUORETAÇÃO: abordagem atual e níveis de concentração na água de abastecimento em Gurupi -Tocantins 89
Frederico Eugênio
Ana Paula Alves Gonçalves Lacerda
Thuane Neves Araújo Santos
Poliana Guerino Marson

POLUIÇÃO ATMOSFÉRICA NA GÊNESE DAS DOENÇAS CARDIOVASCULARES 97
Genildo Ferreira Nunes
Talita Buttarello Mucari
Leila Rute Oliveira Gurgel do Amaral
Ivete de Souza Barbosa Nunes
Pablo Ferlon
Raquel Nunes de Lima

IMPACTO DA POLUIÇÃO SONORA NA SAÚDE HUMANA 105
Andreza Domingos da Silva
José Gerley Díaz Castro

APROVEITAMENTO INTEGRAL DOS ALIMENTOS COMO ESTRATÉGIA DE COMBATE AO DESPERDÍCIO 115
Larissa Jorge Coelho
Juliana Fonseca Moreira da Silva
Guilherme Nobre Lima do Nascimento

ÁREAS DE ATUAÇÃO DO NUTRICIONISTA E SUA RELAÇÃO COM O MEIO AMBIENTE.. 123
Carolina Abreu Teixeira Leitão
Tainara Pereira de Araújo
José Gerley Díaz Castro
Renata Junqueira Pereira

RELAÇÃO DA NUTRIÇÃO COM IMPACTOS AMBIENTAIS.................... 135
Karen Thayane de Oliveira Coqueiro
Wendy Moura Sanches
Renata Junqueira Pereira

O CONTEXTO DA FISIOTERAPIA, REABILITAÇÃO E O MEIO AMBIENTE.. 145
Márcio Araújo de Almeida
Gessi Carvalho de Araújo Santos
Wataro Nelson Ogawa
Victor Rodrigues Nepomuceno

MÉDICO VETERINÁRIO E SAÚDE PÚBLICA.. 155
Sara do Nascimento Lemus
Raphael Sanzio Pimenta

SOBRE OS AUTORES.. 163

APRESENTAÇÃO

A saúde é um dos principais fatores de promoção da qualidade de vida de uma população e condição imprescindível para o desenvolvimento do país. Nenhuma região do mundo se desenvolveu sem contar com um sistema de saúde efetivo e eficiente.

Se, por um lado, não resta dúvida quanto a esta afirmação, por outro lado, o conceito de saúde comporta diferentes e variados entendimentos, com predomínio (infelizmente ainda forte) de "saúde só relacionada à doença, remédio, médico e hospital", naquele que é conhecido como "modelo hospitalocêntrico da saúde". Portanto o entendimento ampliado de saúde, e da sua multideterminação social, econômica, cultural, política e ambiental, constitui atualmente mais uma 'tensão paradigmática' do que propriamente o novo paradigma, este tão desejado por grande parte dos estudiosos desta temática.

Quando refletimos sobre o conceito da Organização Mundial da Saúde (OMS) de que *saúde é um estado de completo bem-estar físico, mental e social e não somente ausência de afecções e enfermidades,* embora, por conseguinte, o mesmo indique a condição de amplitude que pretendemos para a saúde, podemos considerá-lo muito mais como uma imagem-objetivo de uma condição a ser alcançada, enquanto de outra maneira o mesmo sinaliza pouco sobre as diferentes tensões e conflitos de interesses com que se reveste essa construção. Objeto complexo, saúde é ao mesmo tempo um direito e uma mercadoria, uma política pública e uma moeda de troca, tida ainda e hegemonicamente como um favor, ou uma dádiva, de alguém.

Embora diversos estudos informem que saúde de um grupo populacional está intimamente ligado e dependente da complexa relação que estabelece com o seu ambiente (no sentido também plural), isso não está compreendido de maneira abrangente, ainda, para a maioria dos trabalhadores da saúde, nem mesmo para aqueles que atuam nas equipes básicas de saúde e nas equipes de saúde da família, portanto muito mais próximos das pessoas e do meio em que atuam. Não alcançando essa dualidade, ou seja, o cerne da relação saúde e ambiente, consequentemente, estará distante o enfoque ecossistêmico da saúde, saber tão necessário à prática ampliada da saúde e à amplitude conceitual da saúde.

Assim, no atual momento histórico, o conceito de saúde acompanha o paradigma vigente da ciência contemporânea "da complexidade", uma discussão que representa, para os estudiosos comprometidos com essa questão, uma ótima e estratégica oportunidade para seu aprofundamento, mas que vai demandar a mobilização e envolvimento de outros setores e de diferentes autores e atores dos vários campos do conhecimento, numa concepção interprofissional, interdisciplinar e intersetorial.

Neste contexto e procurando contemplar essa expectativa e possibilidade, o presente livro traz o produto e a contribuição de diversos especialistas, da saúde e de outras áreas, que em dezessete capítulos procuram responder a este desafio e, sobretudo, buscam instigar o debate sobre a formulação da saúde na plenitude de sua complexidade e inter-relações. É necessário adiantar, entretanto, que por ser mais direta, visível e tática a relação entre saúde e ambiente, ambiente em sua pluralidade – e por compreender este ambiente como um fator importante de intervenção em cada uma das profissões nas quais os autores são formados –, embora se pretenda uma discussão ampliada da saúde, e nas mais diferentes áreas, os mesmos elegeram em suas diversas abordagens o campo da relação humana (das políticas e programas de saúde) e o território, no seu ambiente físico natural e no ambiente construído, especialmente o ambiente cultural e a saúde do trabalhador.

Em alguns dos trabalhos contidos nesse livro, vamos encontrar aspectos bem objetivos de uma reflexão crítica e profunda da realidade local, do ponto de vista sanitário e territorial, enquanto em outros encontraremos uma análise histórica e teórico-conceitual, numa feliz e competente formulação epistemológica dessa estreita relação ambiente e saúde, saúde e ambiente. Indo para além da questão técnica, consideram os avanços e inovações tecnológicas, com seus respectivos desafios para a saúde na sua integralidade, atentos porém ao fato de que essa compreensão ampliada da saúde, fundamentalmente se constrói por dentro de um processo político, e em tempo diretamente proporcional ao acúmulo de forças e evidências que se consegue produzir e mobilizar.

Desta forma, os títulos aqui apresentados expressam de maneira consistente essa compreensão clara que os diferentes autores têm da importância do binômio 'saúde e ambiente', bem como da visão estratégica que eles têm sobre a articulação e integração entre ensino, serviços de saúde e a comunidade, como forma de produzir e difundir conhecimentos e de, concretamente, operar mudanças na prestação e na qualidade de serviços e ações de saúde. Além disso, mais do que provocar a reflexão do leitor sobre a dimensão ampliada e complexa da saúde, estes trabalhos configuram verdadeiros e declarados convites a docentes, formuladores de políticas e programas, gestores, profissionais de saúde e outros operadores desses temas, para se somarem ao grupo que quer discutir saúde e ambiente, nessa dimensão ampla, oportuna e dialética, mas sobretudo produtora de mudanças.

MODELO ECOLÓGICO DA SAÚDE COMO ALTERNATIVA AO MODELO BIOMÉDICO

Gilmara Apolinário Reis
Marta Azevedo dos Santos

Introdução

A ecologia se originou das ciências naturais, mas por analogia, passou a ser utilizada na análise das interações entre o contexto socioambiental e os seres humanos. Entretanto, este entendimento metafórico não se aplica à teoria da seleção natural, enquanto justificativa para políticas e ações humanas moralmente inaceitáveis, de cunho egoísta e agressivo. Ao contrário disso, a ecologia inclui uma perspectiva ampliada sobre o contexto humano, englobando aspectos de ordem física, social e cultural, bem como atributos e comportamentos das pessoas (MCLAREN; HAWE, 2005).

No campo da saúde, a convergência entre diferentes áreas de conhecimento como a saúde pública, a sociologia, a psicologia e a educação, busca construir uma base epistemológica para o cuidado em saúde, baseado nos fundamentos ecológicos e comportamentais de promoção de saúde. O modelo social ecológico desloca o entendimento da saúde de uma visão mecanicista, reducionista e linear para uma concepção holística e ampliada, que considera todo o contexto e o território onde as pessoas vivem (FRAGELLI; GÜNTHER, 2008).

No entanto, este entendimento relacional entre a saúde e o meio socioambiental em que o ser humano está inserido nem sempre esteve dado. A consolidação de um paradigma de saúde que incluísse o reconhecimento das perspectivas de território, determinantes sociais e promoção da saúde, foi processual, histórico e encontra-se em constante disputa social, ideológica e política.

Relação capital trabalho

No modelo capitalista, as relações de trabalho são determinadas pelo processo de produção e as relações sociais pelo mercado. Dessa forma, a intensificação da exploração e a alienação da força de trabalho, bem como as assimetrias socioeconômicas e espaciais resultantes desse processo, atinge diretamente a saúde dos indivíduos. A promoção da saúde se insere nos limites desse modelo de desenvolvimento produtivista e antiecológico (CONILL, 2016), uma vez que se fundamenta em princípios de empoderamento, coesão social e sustentabilidade.

O meio social contemporâneo, capitalista, globalizado, individualista e mercadológico, é caracterizado por paradoxos que vão à contramão do bem-estar humano. Pois, embora ofereça alternativas altamente tecnológicas para o enfrentamento dos problemas de saúde biológicos vivenciados pelas pessoas, impõe um modo de vida adoecido, na medida em que privilegia o crescimento econômico em detrimento do desenvolvimento social e humano.

O interesse pelo pensamento ecossistêmico na saúde pública surgiu do crescente reconhecimento da complexidade dos problemas de saúde da população e da intrínseca relação entre iniquidades sociais e em saúde (MCLAREN; HAWE, 2005). Nesse contexto, em 1974, o relatório do ministro canadense Lalonde, trouxe "uma nova perspectiva para a saúde", defendendo que a melhoria da saúde da população estava relacionada a fatores socioambientais e comportamentais de estilo de vida. A repercussão da iniciativa desencadeou uma série de eventos que impulsionaram a promoção da saúde mundialmente (SOUZA; GRUNDY, 2004).

Em 1978, ocorreu na cidade Alma-Ata, simbolicamente localizada no contexto da União Soviética, a Primeira Conferência Internacional sobre Cuidados Primários de Saúde. O evento demarcou a importância do desenvolvimento socioeconômico para as condições de saúde da população e a necessidade do enfrentamento das contradições sociais impostas pelo capital. Para isso, defendeu a saúde como direito universal, expressa pela corresponsabilidade entre os diversos setores da sociedade, firmando como meta "Saúde para Todos no Ano 2000" (OMS, 1978, p. 1).

É neste cenário, que surge no Brasil um fértil terreno aos movimentos sociais que lutavam pelo fim da ditadura e do projeto excludente que ela representada. Na saúde, isso se traduzia em propor um rompimento com a lógica biomédica, hospitalocêntrica e centrada na doença. Os debates sobre o conceito ampliado de saúde, incluindo seus determinantes sociais, ganharam força e compartilhavam do entendimento que as intervenções curativas e orientadas para o risco de adoecer eram insuficientes para a produção de saúde e qualidade de vida na sociedade (BRASIL, 2013).

Assim, a partir da década de 80, o processo de redemocratização e o movimento da Reforma Sanitária foram impulsionados pelo anseio geral de reparação da "dívida social". A 8ª Conferência Nacional de Saúde (CNS), realizada em 1986, gestou um novo modelo de atenção, partindo de uma concepção democrática de saúde, construída a muitas mãos e materializada na criação do Sistema Único de Saúde (SUS) através da constituinte de 1988, privilegiando a participação social, a cidadania e a soberania popular.

Também em 1986, ocorreu na cidade de Ottawa, no Canadá, a Primeira Conferência Internacional sobre Promoção da Saúde. A carta final do evento estabeleceu estratégias para alcançar as metas firmadas na Conferência de Alma-Ata e apresentou a Promoção da Saúde como uma responsabilidade que extrapola o setor saúde, indo além de um estilo de vida saudável e direcionada ao bem-estar global dos indivíduos, da sociedade e do meio ambiente (OMS, 1986).

A concepção de saúde ampliada preconizada pelo SUS, na lei 8080/1990, valoriza a determinação social da saúde e tem como referência o território das comunidades. A partir disto, foram criados vários programas no âmbito da atenção primária, como a Estratégia de Saúde da Família e os Agentes Comunitários de Saúde. A incorporação da abordagem territorial ao cotidiano das equipes e serviços de saúde, trouxe potencialidades importantes para a vigilância em saúde e promoção de cidades saudáveis (BRASIL, 2013).

A proposta de construção de territórios saudáveis teve origem em Toronto, no Canadá, na década de 70, quando foram estabelecidas linhas de ação política, social e de desenvolvimento comunitário local, como resposta aos problemas mais prevalentes de saúde pública (ADRIANO et al., 2000). As primeiras experiências de cidades saudáveis, no Brasil, iniciaram na década de 90, com o apoio de técnicos do Canadá e, posteriormente, da Organização Pan-Americana de Saúde (OPAS) (BRASIL, 2013).

Segundo a OMS (2002), para que uma comunidade se torne saudável, é preciso investir em políticas públicas locais, regionais e nacionais, para atuar nos diversos níveis de determinação social da saúde. Além disso, é necessário proporcionar espaços físicos limpos, acessíveis e seguros, sustentabilidade ambiental, alto nível de suporte social sem exploração, economia local diversificada e inovativa, acesso a comunicação e interação, orgulho e respeito pela herança biológica e cultural, além de serviços de saúde de qualidade e acessíveis a toda a população.

A promoção de territórios saudáveis converge com a compreensão social ecológica, que analisa o ambiente como um espaço integrado e interconectado, onde se processam as dimensões física, social e cultural que podem afetar o bem-estar e a saúde dos indivíduos (FRAGELLI; GÜNTHER, 2008). Tal visão corrobora com a perspectiva apresentada por Mendes e Donato (2003), que entendem o território enquanto um espaço vivo, historicamente determinado, em constante transformação e pertencente a uma dada sociedade, onde se articulam as forças sociais que determinam as relações coletivas.

Oliveira e Furlan (2008), atentam para a importância do olhar dos gestores e profissionais de saúde sobre o território, considerando os distintos posicionamentos ético-políticos e concepções sobre o processo saúde-doença. Esta dinâmica é influenciada pela correlação de forças político-ideológicas em disputa, e se expressa nas políticas públicas de saúde que determinam a oferta de serviços, bem como nas práticas de saúde, enquanto formas de entender e intervir nos territórios. Assim, podem favorecer o modelo biomédico em detrimento do modelo social ecológico de promoção da saúde.

Considerações finais

O modelo social ecológico de promoção de saúde entende que a saúde é determinada pela relação entre os fatores ambientais, sociais e individuais, saindo de uma visão reducionista dos problemas de saúde, fatores de risco e causalidade linear, em direção a uma concepção holística que contextualize o indivíduo, o território e a sociedade (FRAGELLI; GÜNTHER, 2008). Assim, a ecologia da saúde sob o ponto de vista dos determinantes sociais se correlaciona com a concepção ampliada de saúde e território, privilegiando a promoção da saúde e o bem-estar individual e coletivo, a partir do desenvolvimento social sustentável.

A teoria ecossocial se diferencia das demais por considerar indissociáveis as dimensões biológica, social e psíquica, e nesse sentido representa o esforço em articular diversas teorias (materialista, psicossocial e determinação social), considerando o processo saúde-doença como uma repercussão material dos processos de vida e trabalhos próprios de cada grupo social, determinados pela estrutura econômica e política da sociedade (BARATA, 2009).

O cenário pós-moderno atual exige um rompimento com práticas revisionistas e fragmentadas de produção do conhecimento e resolução dos problemas. No campo da saúde, isso se traduz em abandonar a visão simplista de casualidade do processo saúde-doença representada pelo modelo biomédico curativista, para buscar modos de compreensão ampliados sobre as necessidades de vida e saúde dos indivíduos e comunidades.

O modelo ecossocial, mesmo sem esgotar, consegue aglutinar diversas esferas de compreensão do processo saúde-doença. Rompe com as habituais dicotomias entre "doença social" e "doença biológica", "doença de rico" e "doença de pobre", "cuidado individual" e "cuidado coletivo", para caminhar rumo a uma visão transdisciplinar e inovadora, em que os processos políticos e econômicos se articulam simultaneamente na produção da saúde física, mental e social.

REFERÊNCIAS

ADRIANO J. R. et al. A construção de cidades saudáveis: uma estratégia viável para a melhoria da qualidade de vida. **Ciência & Saúde Coletiva**, v. 5, n. 1, p. 53-62, 2000.

BARATA, R. B. **Como e Por Que as Desigualdades Sociais Fazem Mal à Saúde**. Rio de Janeiro: Editora Fiocruz, 2009. (Coleção Temas em Saúde). p. 120.

BRASIL. Constituição da República Federativa do Brasil de 1988. **Lei nº. 8080/90, de 19 de setembro de 1990**. Brasília: DF, 1990.

______. Ministério da Saúde. **Curso de extensão em promoção da saúde para gestores do SUS com enfoque no programa academia da saúde**. Fundação Universidade de Brasília, CEAD, 2013, p. 144.

CONILL E. M. O enfoque ecológico-social e a atenção primária na construção de sistemas universais na trajetória de Hernán San Martin. **Rev. Ciência & Saúde Coletiva**, v. 21, n. 1, p. 173-178, 2016.

DONATO R.; MENDES A. F. Território: Espaço social de construção de identidades e de políticas. **Rev. S A N A R E**, ano IV, n. 1, 2003.

FRAGELLI T. B. O.; GÜNTHER I. A. A promoção de saúde na perspectiva social ecológica. **Revista Brasileira em Promoção da Saúde**, v. 21, n. 2, p. 151-158, 2008.

MACLAREN, L.; HAWE, P. Ecological perspectives in health research. **Journal Epidemiology Community Health**, v. 59 n. 1, p. 6-14, 2005.

OLIVEIRA, G. N.; FURLAN, P. G. Co-produção de projetos coletivos e diferentes "olhares" sobre o território. In: CAMPOS G. W. S.; GUERRERO A. V. P. (Orgs.). **Manual de Práticas em Atenção Básica**: Saúde Ampliada e Compartilhada. 2. ed. São Paulo: Editora Hucitec, 2010. p. 411.

OMS. **Carta de Ottawa para la Promoción de la Salud**. Ottawa: OMS, 1986.

______. **Declaração de Alma-Ata**. Alma-Ata: OMS, 1978.

OMS. OPAS. Municipios y comunidades saludables. **Guia de los Alcades para promover calidad de vida**. División de Promoción y Protección de la Salud. Washington/DC, OMS, 2002.

______. **Vinte pasos para formular un proyeto de ciudades sanas**. Washington/DC, OMS, 1995.

SOUZA E. M.; GRUNDY E. Promoção da saúde, epidemiologia social e capital social: inter-relações e perspectivas para a saúde pública. **Cad. Saúde Pública**, Rio de Janeiro, v. 20, n. 5, p. 1354-1360, 2004.

INIQUIDADES NO BRASIL COMO DETERMINANTES NO PROCESSO SAÚDE-DOENÇA

Carolina Aguiar Alves
Danielle Rosa Evangelista
Glêndara Aparecida de Souza Martins
José Gerley Díaz Castro

Introdução

A busca por uma saúde de qualidade em um país como o Brasil, notoriamente marcado por grandes e profundas diferenças tanto na questão cultural e econômica mais principalmente nas suas formas de distribuição e acesso aos serviços de saúde, impõe desafios enormes aos teóricos da saúde pública. Sabe-se que não é uma tarefa simples definir os limites entre saúde e doença.

Uma combinação de elementos interligados pode concorrer tanto para a manutenção da saúde quanto para o aparecimento de doenças, chamamos essa sucessão de fatos de processo saúde-doença e torna-se fundamental conhecer os fatores determinantes do processo saúde-doença (SERVIÇO NACIONAL DE APRENDIZAGEM COMERCIAL-SENAC, 2001).

A saúde é o maior recurso para o desenvolvimento social, econômico e pessoal, assim como uma importante dimensão da qualidade de vida. Fatores políticos, econômicos, sociais, culturais, ambientais, comportamentais e biológicos podem tanto favorecer como prejudicar a saúde (MINAYO; HARTZ; BUSS, 2000).

Instrumentos legais de garantia a direitos fundamentais

O conceito atual mais aceito é o que define a saúde como o completo bem estar físico, mental e social. No entanto tal conceito ainda não é unanime entre os profissionais de saúde, que insistem no modelo médico hegemônico, haja visto que a saúde ainda é vista como a simples ausência de doenças (BRASIL, 2002).

Na busca por um conceito em saúde, temos como marco a Primeira Conferência Internacional sobre Promoção da Saúde realizada no Canadá, evento esse que culminou com a divulgação da Carta de Ottawa, em 1986. Tal Conferência foi considerada resposta a crescente busca por uma nova saúde pública, movimento esse crescente em todo o mundo, que levou em consideração as necessidades de saúde dos países industrializados, mas também de países mais pobres (BRASIL, 2002).

Neste contexto a saúde é compreendida como um direito humano, fundamental garantido em todos os foros mundiais, estando em pé de igualdade com outros direitos sociais de acordo com a Declaração Universal dos Direitos Humanos, de 1948: liberdade, alimentação, educação e segurança (BUSS, 2002).

A carta de Ottawa definiu, como uma de suas linhas de atuação, a criação de ambientes favoráveis à saúde, os chamados ambientes saudáveis (RIBEIRO, 2004).

Várias outras assembleias, conferências e declarações foram realizadas após a divulgação da Carta de Ottawa. O objetivo final desses encontros era buscar um conceito que abrangesse toda essa complexidade de nossa realidade (BRASIL, 2002).

A Constituição Federal de 1988, influenciada pela Carta de Ottawa, trouxe em seu Título II, os Direitos e Garantias Fundamentais, subdivididos em cinco capítulos: Direitos individuais e coletivos, Direitos sociais, Direitos de nacionalidade, Direitos políticos e Direitos relacionados à existência, organização e a participação em partidos políticos. O Estado Social de Direito deve garantir as liberdades positivas aos indivíduos. Esses direitos são referentes à educação, saúde, trabalho, previdência social, lazer, segurança, proteção à maternidade e à infância e assistência aos desamparados. Sua finalidade é a melhoria das condições de vida dos menos favorecidos, concretizando assim, a igualdade social (BRASIL, 1988).

A criação do Sistema Único de Saúde (SUS) e sua posterior implementação, através do decreto Lei nº 8080 e 8142, denominadas Leis Orgânicas da Saúde (LOAS), a partir dos anos de 1990, propiciou a população acesso aos serviços de saúde gratuitos e universais. O SUS é uma conquista da sociedade brasileira e foi criado com o firme propósito de promover a justiça social e superar as desigualdades na assistência à saúde da população, tornando obrigatório e gratuito o atendimento a todos os indivíduos. Abrange do simples atendimento ambulatorial aos transplantes de órgãos e é o único a garantir acesso integral, universal e igualitário (BRASIL, 2011).

Para se promover saúde pública no Brasil e necessário porem enfrentar um longo processo de iniquidades sociais não apenas na área da saúde. é preciso haver um conjunto de forças, ou seja, uma política intersetorial (da saúde, educação, habitação, meio ambiente entre outros). Assim, a saúde não pode estar separada de outras áreas/setores, metas e objetivos a serem alcançados.

Iniquidades econômicas e sociais

O filósofo Edgar Morin (2000), sugere a nós seres humanos somos compostos por uma complexa multidimensionalidade de fatores: i) naturais, ii) políticos, iii) morais, iv) físicos, v) culturais e outros. Isso leva a pensar, que a ideia de saúde, de ser saudável, não está apenas ligada a falta de doenças, isto é, a um único fator, mas a todo um contexto, que aponta para fatores sociais, biológicos, psicossociais entre outros.

As inextricáveis ligações entre a população e seu meio ambiente constituem uma das bases para uma abordagem sociológica da saúde. Ou seja, somos seres humanos e vivemos em sociedade, logo para alcançar o "Bem estar, físico, mental e social" preconizado atualmente como conceito ampliado de saúde precisamos estar integrado a tudo que nos cerca e nos rodeia, tal como nos diz o filósofo René Descartes "O ser Humano é corpo e mente" (BRASIL, 2002).

A Comissão sobre Determinantes Sociais da Saúde - CDSS (Commision on Social Determinants of Health - CSDH) da Organização Mundial de Saúde (OMS) desenvolveu um arcabouço conceitual que inclui determinantes estruturais e intermediários que impactam a equidade no acesso à saúde e ao bem-estar. Nesse arcabouço, além do contexto socioeconômico e político e determinantes sociais intermediários, que incluem fatores individuais e situacionais, destacam-se algumas características das pessoas que podem levar a condições sociais ruins para a saúde e o bem-estar. No arcabouço proposto pela OMS, destacam-se as dimensões: posição socioeconômica, classe social, gênero, etnicidade (racismo), educação, ocupação e rendimento (INSTITUTO BRASILEIRO DE GEOGRAFIA E ESTATÍSTICA-IBGE, 2016).

Apesar de já passados mais de 40 anos da Reforma Sanitária Brasileira, e 30 anos da promulgação da Constituição Federal de 1988, ainda não conseguimos superar graves problemas de saúde.

> Apesar desse e de outros avanços alcançados nas últimas décadas, constatadas pela melhoria de alguns índices de desenvolvimento social e pela criação de um Sistema Único de Saúde, baseado nos princípios de solidariedade e universalidade da assistência, grandes parcelas da população brasileira ainda sofrem de problemas geradores de importantes iniquidades de saúde, como o desemprego, a falta de acesso a moradia digna, ao sistema de saneamento básico, serviços de saúde e de educação de qualidade e a um meio ambiente protegido (BUSS; PELLEGRINI FILHO, 2018).

Observa-se que nos últimos quarentas anos, o Brasil, vem passando por grandes e inúmeras transformações. Tais mudanças se devem a vários fenômenos, entre eles poderíamos citar: o aumento da esperança de vida, o declínio da fecundidade, a migração para áreas urbanas, o aumento da escolaridade e da inserção das mulheres no mundo do trabalho (IBGE, 2016).

O IBGE (2016) afirma ainda que o Brasil ainda não conseguiu resolver suas grandes iniquidades em saúde. Tais iniquidades referem – se principalmente a forma desigual como a população em geral acessa aos bens e serviços produzidos pelo país.

1.1 Políticas de intervenção e combate as iniquidades

O Instituto Nacional de Assistência Médica da Previdência Social (INAMPS), autarquia federal, foi criado em 1977, pela Lei nº 6.439, que instituiu o Sistema Nacional de Previdência e Assistência Social (Sinpas), definindo um novo desenho institucional para o sistema previdenciário, voltado para a especialização e integração de suas diferentes atividades e instituições. O novo sistema transferiu parte das funções até então exercidas pelo Instituto Nacional de Previdência Social (INPS) para duas novas instituições. A assistência médica aos segurados foi atribuída ao INAMPS e a gestão financeira, ao Instituto de Administração Financeira da Previdência e Assistência Social (IAPAS), permanecendo no INPS apenas a competência para a concessão de benefícios (SOUZA, 2002).

O INAMPS foi extinto em 1993, pela Lei nº 8.689, e suas competências transferidas às instâncias federal, estadual e municipal gestoras do Sistema Único de Saúde (SUS), criado pela Constituição de 1988, que consagrou o direito universal à saúde e a unificação/descentralização para os estados e municípios da responsabilidade pela gestão dos serviços de saúde (SOUZA, 2002).

No Brasil temos como marco inicial de nossa democracia a Constituição Federal de 1988, também conhecida como Constituição Cidadã. Esta por sua vez apresentou em seu escopo diversos artigos que representavam o anseio da população fruto de lutas e embates entre a sociedade e governantes a exemplo do Movimento da Reforma Sanitária Brasileira, que visou uma nova política de saúde efetivamente democrática, considerando a universalização e descentralização da mesma.

Entre as inovações trazidas pela carta magna brasileira anteriormente citada, destacamos o Art. 1º que garante o direito a dignidade da pessoa humana e o acesso aos bens e serviços socialmente produzidos visando o bem-estar de todos, como direito fundamental "*uma sociedade justa, livre e solidaria*" (BRASIL,1988).

Já em seu Art. 6º, acrescenta os itens definidos como direitos sociais: a educação, a saúde, a alimentação, o trabalho, a moradia, o transporte, o lazer, a segurança, a previdência social, a proteção à maternidade e à infância e a assistência aos desamparados.

> Em 2017, do total de 207,1 milhões de pessoas residentes no Brasil, 124,6 milhões (60,2%) possuíam algum tipo de rendimento, seja proveniente de trabalho (41,9%) ou de outras fontes (24,1%), como aposentadoria, aluguel e programas de transferência de renda (IBGE, 2018).

No ano de 2016, no Brasil, 1% dos trabalhadores recebiam maiores rendimentos com média, R$ 27.085,00 mensais. Outrora, a metade da população estaria na categoria de menor renda, recebendo, em média, R$ 747,00. Fica evidente aqui, a diferença na distribuição da renda, onde a minoria ainda concentra a maior parte da renda (IBGE, 2017).

A falta de renda, de serviços básicos de saúde e assistência e as ocupações desordenadas têm ocasionado verdadeiros caos as grandes cidades e estes estão cada vez mais comuns. Por exemplo, em época de chuvas, os programas de televisão mostram alagamentos e enchentes em cidades de grande e pequeno porte frequentemente. Em contraste a este dado, em 2017, 41,5% dos 5.570 municípios brasileiros afirmaram possuir Plano Municipal de Saneamento Básico e 24,1% declararam estar elaborando (IBGE, 2017).

Em 2017, apenas 17,2% dos municípios brasileiros afirmaram possuir um Conselho Municipal de Saneamento, sendo 816 exclusivos da área de saúde e 142 em conjunto com outras políticas. Em 2017, as Unidades da Federação com a maior proporção de municípios com plano eram Santa Catarina (87,1%) e Rio Grande do Sul (75,5%), enquanto as menores foram Paraíba (13,0%), Pernambuco (14,1%) e Bahia (14,6%).

A falta regular de fornecimento de água, ainda é uma iniquidade a ser superada. Esse problema, existente em muitas regiões e até mesmo em grandes cidades, obriga as populações a guardarem água para suas necessidades diárias. Tal fato é campo fértil para o desenvolvimento de mosquitos causadores da zika, dengue, chikungunia entre outros, que alarmam o Brasil. Sobre tal situação o IBGE (2017) divulgou a seguinte pesquisa: "No Brasil, em 2016, 87,3% dos domicílios ligados à rede geral tinham disponibilidade diária de água, percentual que no mesmo ano era de 66,6% no Nordeste. Na região nordeste, em 16,3% dos domicílios o abastecimento ocorria de uma a três vezes por semana e em 11,2% dos lares de quatro a seis vezes" (IBGE, 2017).

A região Norte apresentava o menor percentual de domicílios em que a principal forma de abastecimento de água era a rede geral de distribuição (59,8%). Por outro lado, a região norte se destacava quando se tratava de abastecimento através de poço profundo ou artesiano (20,3%); poço raso, freático ou cacimba (12,7%); e fonte ou nascente (3,1%) (IBGE, 2017). Assim, configura-se uma região que demanda por ações e políticas públicas de enfrentamento dessa iniquidade social, que impacta diretamente na saúde e qualidade de vida da população.

Também em 2016, em 86,6% dos domicílios do país o lixo era coletado diretamente por serviço de limpeza. No entanto, nas regiões Nordeste e Norte esse percentual era menor: 67,5% e 70,2%, respectivamente (IBGE, 2017). Novamente, a necessidade de um olhar crítico e reflexivo sobre esse importante aspecto de saúde, que afeta novamente a região Norte.

O IBGE (2017) divulgou que ainda que, mesmo com a implementação de muitos programas de moradia, milhões de brasileiros vivem em condições precárias, o que os expõe a diversos tipos de doenças infectocontagiosas, aumentando também a poluição do meio ambiente, comprometendo a saúde e ferindo o que é preconizado como direito fundamental.

Segundo o Censo 2010 do IBGE, o Brasil tinha cerca de 11,4 milhões de pessoas morando em favelas e cerca de 12,2% delas (ou 1,4 milhão) estavam no Rio de Janeiro. Considerando-se apenas a população desta cidade, cerca de 22,2% dos cariocas, ou praticamente um em cada cinco, eram moradores de favelas (IBGE, 2017). Aqui, um determinante social que precisa de discussão e intervenção intersetorial.

No entanto, ainda em 2010, Belém, localizada na região Norte, era a capital brasileira com a maior proporção de pessoas residindo em ocupações desordenadas: 54,5%, ou mais da metade da população. Esta mesma condição de vida foi observada em Salvador (33,1%), São Luís (23,0%) Recife (22,9%) e Rio de Janeiro (22,2%) (IBGE, 2017).

A ideia de saúde está intimamente ligada às realizações das satisfações pessoais como o morar, o alimentar – se adequadamente, a liberdade de ir e vir, o aceso ao emprego e renda, a escolaridade entre outros. A Carta de Ottawa e todos os outros foros subsequentes e essa conferência, e mais intimamente Constituição Federal do Brasil, afirmam a saúde como um direito fundamental e intrínseco a qualidade de vida humana.

Conceitos como a educação em saúde, e a promoção em saúde nesse cenário tomam forma e mostram se cada vez mais necessários à medida em que o primeiro refere-se a educação, a transferência de conhecimento no sentido de fazer com que a população entendo o processo de saúde e doença e com isso adotem medidas de prevenção e, a segunda, como ações que busquem prevenir doenças e agravos em saúde.

Desta forma ações de educação em saúde tornam se necessárias a medida que estas promovam mudanças de hábitos e estilos de vida das populações, levando em consideração sua cultura, mas provoquem uma reflexão no cotidiano, no "*modus vivendi*". Todavia, o estado deve garantir as condições mínimas para as mudanças que possam ocorrer sejam de fato operacionalizadas.

Considerações finais

A Carta de Ottawa, trouxe consigo a ideia de que, para se alcançar boas condições de saúde, será necessário a criação de "ambientes saudáveis". Disso compreende-se será necessário que os governantes implementem não só políticas de acesso à serviços de saúde, mas também políticas que visem garantir água tratada, moradia, tratamento de esgoto, recolhimento do lixo entre outros.

A Constituição Federal do Brasil de 1988, marco de nossa democracia, garante a todos os brasileiros, acesso aos serviços de saúde e de um ambiente saudável. Porém passados mais de 30 anos da promulgação da carta magna, nossa República ainda está engatinhando na consolidação e efetivação de tais direitos.

Uma realidade onde muitas pessoas sobrevivem em condições precárias de saúde ainda é evidente. Tais fatos refletem alarmantes índices de iniquidades sociais aqui entendidas como as ocupações desordenadas das cidades, falta de acesso à água potável, emprego e renda, por exemplo.

O conceito de saúde, leva consigo a ideia de fatores de promoção, educação e participação social. Para que uma população produza saúde, esta precisa entender o que é saúde, saber como promover e prevenir os agravos e discutir com os responsáveis pela execução e efetivação das políticas públicas, de forma intersetorial. Faz-se necessário trabalhar com uma equipe composta por profissionais de formação diversificada. Entender como ocorrem a saúde e a doença nos grupos humanos exige muitos esforços, e profissionais das áreas de ciências humanas e tecnológicas tem uma contribuição importante nessa tarefa.

Assim ações de educação em saúde, tornam-se necessárias para que a população se aproprie dessas discussões e, que possam também em suas rotinas adotar medidas que visem contribuir efetivamente para a construção de uma sociedade saudável.

REFERÊNCIAS

BRASIL. **Constituição da República Federativa do Brasil**. Brasília: Senado Federal, 1988.

______. Ministério da Saúde. **As Cartas da promoção da Saúde**. Brasília: Ministério da Saúde, 2002.

______. Ministério da Saúde. Secretaria-Executiva. Subsecretaria de Assuntos Administrativos. **SUS**: a saúde do Brasil. Brasília: Editora do Ministério da Saúde, 2011.

______. Ministério da Saúde. **Sistema Único de Saúde (SUS)**: estrutura, princípios e como funciona. Disponível em: <http://portalms.saude.gov.br/sistema-unico-de-saude>. Acesso em: 7 nov. 2018.

BUSS, P. M.; PELLEGRINI FILHO, A. **Iniquidades em saúde no Brasil, nossa mais grave doença**: comentários sobre o documento de referência e os trabalhos da Comissão Nacional sobre Determinantes Sociais da Saúde. Disponível em: <http://www.scielo.br/scielo.php?script=sci_arttext&pid=S0102-311X2006000900033>. Acesso em: 7 nov. 2018.

INSTITUTO BRASILEIRO DE GEOGRAFIA E ESTATÍSTICA. IBGE. Editorias Sociais (Ed.). **Munic**: mais da metade dos municípios brasileiros não tinha plano de saneamento básico em 2017. 2017. Disponível em: <https://agenciadenoticias.ibge.gov.br/agencia-sala-de-imprensa/2013-agencia-de-noticias/releases/22611-munic-mais-da-metade-dos-municipios-brasileiros-nao-tinha-plano-de-saneamento-basico-em-2017>. Acesso em: 20 set. 2018.

______. IBGE. **Síntese de indicadores sociais**: uma análise das condições de vida da população brasileira. Rio de Janeiro: IBGE, 2016.

MINAYO, M. C. S.; HARTZ, Z. M. A.; BUSS, P. M. Qualidade de vida e saúde: um debate necessário. **Rev. Ciência & Saúde Coletiva**, v. 5, n. 1, p. 7-18, 2000.

MORIN, E. **Os setes saberes necessários à educação do futuro**. Trad. Catarina Eleonora F. Silva e Jeanne Sawaya. São Paulo: Cortez, 2000.

RIBEIRO, H. **Saúde Pública e meio ambiente**: evolução do conhecimento e da prática, alguns aspectos éticos. 2004. Disponível em: <https://www.scielosp.org/article/sausoc/2004.v13n1/70-80/>. Acesso em: 20 set. 2018.

SERVIÇO NACIONAL DE APRENDIZAGEM COMERCIAL (SENAC). **Saúde e doença no Brasil**: como analisar os dados epidemiológicos. Rio de Janeiro: Ed. Senac Nacional, 2001.

SOUZA, R. R. **O Sistema Público de Saúde Brasileiro**. Seminário Internacional. Tendências e Desafios dos Sistemas de Saúde nas Américas. Brasília: Ministério da Saúde, 2002.

O TERRITÓRIO DA SAÚDE E A ESTRATÉGIA DE SAÚDE DA FAMÍLIA

Rômulo Dayan Camelo Salgado
Talita Buttarello Mucari
Carla Araujo Bastos Teixeira
Tayse Camelo Salgado

Introdução

A Atenção Primária à Saúde (APS) é um conjunto de saberes e procedimentos complexos, que necessitam de intervenções amplas nos mais variados aspectos mantenedores da qualidade de vida da população (BRASIL, 2010).

Nacionalmente, a APS tem como objetivo organizar os serviços de saúde orientados pelas demandas da população, promovendo a melhoria da condição de saúde e a equidade da distribuição dos recursos (RAMOS; BEZERRA; PAIVA, 2013). A APS é normatizada por meio da Política Nacional de Atenção Básica, a qual estabelece que este nível de atenção deve desenvolver ações de saúde individuais, familiares e coletivas que envolvem promoção, prevenção, proteção, diagnóstico, tratamento, reabilitação, redução de danos, cuidados paliativos e vigilância em saúde, desenvolvida por meio de práticas de cuidado integrado e gestão qualificada, realizada com equipe multiprofissional e dirigida à população em território definido, sobre o qual as equipes assumem responsabilidade sanitária (BRASIL, 2017).

Nesse contexto emergiu a Estratégia de Saúde da Família (ESF), com o objetivo de modificar o modelo assistencial em saúde, tendo o médico e tratamentos curativos em sua centralidade, excluindo a individualidade dos sujeitos a cuidado e da equipe de saúde (FIGUEIREDO; CAMARGO; RIBEIRO, 2018).

A partir da APS, a ESF busca a melhor compreensão do processo saúde-doença e a assistência integral e continuada das famílias de uma área (GLANZNER; OLSCHOWSKY; DUARTE, 2018), o que contribui para reorganização do modelo assistencial orientado pelos princípios do Sistema Único de Saúde (universalidade, equidade e integralidade). Assim, imprime-se nova dinâmica de atuação nas unidades básicas de saúde (UBS), com definição de responsabilidades entre os serviços de saúde e a população (DALPIAZ; STEDILE, 2011), que se caracteriza como trabalho que exige construção coletiva dos profissionais (GLANZNER; OLSCHOWSKY; DUARTE, 2018).

Para assegurar a qualidade e a integralidade dos cuidados em saúde, estas atividades devem ser realizadas por equipes multiprofissionais (SILVA;

ROS, 2007). A imersão dos profissionais nas áreas adstritas do território estabelece vínculo mais efetivo para o cuidado em saúde, constituindo assim um dos sustentáculos da estratégia (CARNEIRO JUNIOR; JESUS; CREVELIM, 2010).

O território da saúde não pode ser visto apenas como espaço operativo-político do Sistema Único de Saúde (SUS) (MONKEN; BARCELLOS, 2005). Estes espaços estão carregados de singularidades, são os locais onde os sujeitos se encontram com o serviço de saúde, onde se definem suas especificidades, seus problemas de saúde e vivências em tempo e espaço determinados (MONKEN; BARCELLOS, 2005; SILVA; PINHO, 2015). Neste sentido, é fundamental que as equipes multiprofissionais reconheçam o território muito além de suas demarcações geográficas, sendo capazes de identificar a dinâmica populacional local, com seus hábitos, culturas, fragilidades e potencialidades (COSTA; VASCONCELOS, 2016).

2. O território de saúde

A territorialização é, em sentido amplo, um processo de apropriação do espaço, ou criação de territórios importantes para a organização das práticas de saúde e dos processos de trabalho das ESF (SANTOS; RIGOTTO, 2011; FARIA, 2013; RAMOS; BEZERRA; PAIVA, 2013).

Na Atenção Primária à Saúde, a territorialização tem sentidos diferentes e complementares, como: demarcação de limites das áreas de atuação dos serviços; reconhecimento do meio ambiente, da população e dinâmica social existente nessas áreas; e estabelecimento de relações horizontais com outros serviços adjacentes e verticais com centros de referência (TORRES; LEAL; CHAVES, 2011).

Sobre a ótica da dimensão político-operativa do sistema de saúde, o território, na condição de cotidiano vivido no qual se dá a interação entre as pessoas e os serviços de saúde no nível local do SUS, caracteriza-se por uma população específica, vivendo em tempo e espaço determinados, com problemas de saúde definidos, mas quase sempre com condicionantes e determinantes que emergem de um plano mais geral (SANTOS; RIGOTTO, 2011), considerando-se as singularidades existentes, oportunizando a construção de processos que façam sentido e que sejam apoderados por trabalhadores, além de subsidiar as decisões e ações, o que reflete no aumento da capacidade de resposta às necessidades de saúde da população (MERHY; FEUERWERKER, 2016).

Para Dias et al. (2009), as relações entre produção, ambiente e saúde são determinadas pelo modo de produção e consumo, consistindo na principal referência para a compreensão das condições de vida, do perfil de adoecimento e morte e a vulnerabilidade diferenciada dos segmentos sociais e a degradação ambiental. No território, além da criação de vínculo e responsabilidade entre os serviços de saúde e usuários, propiciando o acesso dos usuários-trabalhadores ao serviço, as relações entre produção e consumo também podem avaliar os impactos das ações nos serviços de saúde (DIAS et al., 2009; PESSOA et al., 2013).

Apesar disso, as categorias trabalho e ambiente continuam pouco abordadas na prática, o que é um desafio à efetivação das políticas de saúde ambiental e do trabalhador na APS. Demanda-se, cada vez mais, a inserção das questões ambientais e do trabalho como necessidades de saúde. Contudo, é preciso discutir o conceito de território em que se ancora a política de saúde, intercalando-se o contexto social, econômico, político, cultural e ideológico, bem como propor metodologias analíticas participativas de base territorial (DIAS et al., 2009). Segundo os autores a integração do espaço social necessita de visão de território que compreenda:

> *o espaço como um híbrido entre sociedade e natureza, entre política, economia e cultura, e entre materialidade e "idealidade", numa complexa interação tempo-espaço. A noção híbrida é múltipla e nunca indiferenciada do espaço geográfico, o território é concebido na imbricação de múltiplas relações de poder, do poder mais material das relações econômico políticas ao poder mais simbólico das relações de ordem mais estritamente cultural* (DIAS et al., 2009, p. 29).

Para melhor gerenciamento e planejamento da elaboração de ações a serem implantadas nos serviços de atenção à saúde no Brasil, as equipes da Estratégia Saúde da Família (ESF) necessitam fazer um diagnóstico de saúde em seus territórios de abrangência. Isso se torna possível de maneira organizada por meio do processo de territorialização, ferramenta útil e inovadora que diz respeito à dedicação ao conhecimento de uma determinada área onde se pretende trabalhar. A análise social do território deve ser construída de forma a contribuir na identificação de informações para operacionalizar as tomadas de decisão e para definir estratégias de ação nas diferentes dimensões do processo de saúde-doença (TORRES; LEAL; CHAVES, 2011).

A estratégia de saúde da família

A ESF foi implantada em março de 2006 no Brasil, a partir da APS, em busca da reorientação do modelo assistencial, que aprofunda os processos de territorialização e responsabilidade sanitária (RAMOS; BEZERRA; PAIVA, 2013).

A territorialização é um dos pressupostos básicos do trabalho da ESF (SANTOS; RIGOTTO, 2011). Esta deve considerar a dinamicidade existente no território adscrito para que, desse modo, desenvolva ações não somente nos serviços de saúde, mas nos espaços comunitários existentes. Ademais, o processo de trabalho das ESF caracteriza-se pela interdisciplinaridade, intersetorialidade, integralidade do cuidado e prática do cuidado familiar ampliado (RAMOS; BEZERRA; PAIVA, 2013).

Assim, a ESF se apresenta como novo método de trabalho na área de saúde, com a família como centro de atenção e não somente o indivíduo doente, introduzindo nova perspectiva no processo de intervenção em saúde, na medida em que não espera a vinda da população ao serviço de saúde para ser atendida, pois age preventivamente sobre ela, a partir de um moderno modelo de atenção (FIGUEIREDO; CAMARGO; RIBEIRO, 2018). Ainda, segundo os autores, as equipes da ESF, funcionando apropriadamente, são capazes de solucionar a maioria dos problemas de saúde em sua comunidade, prestando atendimento de bom nível, prevenindo doenças, evitando internações desnecessárias e aprimorando a qualidade de vida dos indivíduos.

Nas últimas duas décadas houve expansão vertiginosa da ESF nos municípios brasileiros, com efeitos positivos na melhoria de saúde da população e na reorientação do modelo de atenção (AQUINO et al., 2014).

Paralelamente à ampliação da cobertura assistencial, houve inserção de outras categorias profissionais no âmbito da APS além da equipe mínima, com criação de Núcleos de Apoio à Saúde da Família (NASF), cujo objetivo é apoiar as Equipes de Saúde da Família (EqSF) e ampliar o escopo das ações na atenção básica (BRASIL, 2008). Em 2017, com a revisão da Política Nacional da Atenção Básica (PNAB), o NASF teve sua nomenclatura redefinida, passando a denominar-se Núcleo Ampliado de Saúde da Família e Atenção Básica (NASF-AB) (BRASIL, 2017).

O trabalho em equipe no contexto da ESF ganhou nova dimensão em relação à divisão de responsabilidades do cuidado entre os membros do grupo, no qual todos participam com suas especificidades contribuindo para qualidade da prestação das ações de saúde. A concepção integral do cuidado favorece a ação interdisciplinar nas práticas, onde a valorização das diversas disciplinas contribui para uma abordagem ampla e resolutiva do cuidado (FIGUEIREDO; CAMARGO; RIBEIRO, 2018).

A agregação de outras categorias profissionais, por meio do NASF, tem proporcionado a implementação de diferentes formas de atuação, ampliando as possibilidades de cuidado oferecido na ESF (MATUDA et al., 2015)

Considerações finais

O território é o resultado de acumulação de situações históricas, ambientais e sociais que promovem condições particulares para a produção de doenças. A dinâmica populacional torna frágil a relação entre população e área. Assim, o território também é o lugar da responsabilidade e da atuação compartilhada.

Considerando as definições de território, verificou-se que este não é somente um espaço geopolítico e físico, mas um espaço vivo, com processo de produção de sujeitos sociais e políticos, que compreende uma forma de organização dos serviços de saúde para facilitar o planejamento das ações das equipes de saúde, com a finalidade de priorizar os problemas e definir as ações adequadas a cada grupo, gerando impacto positivo nas condições de saúde da população.

A saúde da família representa uma estratégia para tornar a atenção primária um componente estruturante da transformação desse modelo de atenção em saúde no Brasil. Com a incorporação das equipes multiprofissionais, reforçaram-se e ampliaram-se as ações de APS no território adstrito, na tentativa de se estabelecer gradualmente na ESF a lógica da colaboração interprofissional de trabalho na comunidade.

REFERÊNCIAS

AQUINO, R. et al. Estratégia Saúde da Família e reordenamento do sistema de serviços de saúde. In: PAIM, J. S.; ALMEIDA-FILHO, N. **Saúde Coletiva**: Teoria e Prática. Rio de Janeiro: Medbook, 2014. p. 353-371.

BRASIL. Ministério da Saúde. Portaria GM nº 154, de 24 de janeiro de 2008. Cria os Núcleos de Apoio à Saúde da Família – NASF. **Diário Oficial da União**. 24 Jan 2008.

______. Ministério da Saúde. Portaria n° 2.436, de 21 de setembro de 2017. Aprova a Política Nacional de Atenção Básica, estabelecendo a revisão de diretrizes para a organização da Atenção Básica, no âmbito do Sistema Único de Saúde (SUS). **Diário Oficial da União**. 21 set. 2017.

______. Ministério da Saúde. Secretaria de Atenção à Saúde. Departamento de Atenção Básica. **Diretrizes do NASF**: Núcleo de Apoio a Saúde da Família – Brasília: Ministério da Saúde, 2010.

CARNEIRO JUNIOR, N.; JESUS, C. H.; CREVELIM, M. A. A estratégia saúde da família para a equidade de acesso dirigida à população em situação de rua em grandes centros urbanos. **Saúde Sociedade**, v. 19, n. 3, p. 709-16, 2010.

COSTA, T. C.; VASCONCELOS, T. B. Processo de territorialização da residência multiprofissional na cidade de Quixadá/CE: relato de experiência. **Revista de Ciências Médicas e Biológicas**, Salvador, v. 15, n. 1, p. 73-81, 2016. Disponível em: <https://portalseer.ufba.br/index.php/cmbio/article/download/14363/11101>. Acesso em: 8 fev. 2019

DALPIAZ, A. K.; STEDILE, N. L. R. Estratégia saúde da família: reflexão sobre algumas premissas. In: V JORNADA INTERNACIONAL DE POLÍTICAS PÚBLICAS - V JOINPP, UFMA. **Anais**... São Luís, 2011. Disponível em: <http://www.joinpp.ufma.br/jornadas/joinpp2011/CdVjornada/JORNADA_EIXO_2011/IMPASSES_E_DESAFIOS_DAS_POLITICAS_DA_SEGURIDADE_SOCIAL/ESTRATEGIA_SAUDE_DA_FAMILIA_REFLEXAO_SOBRE_ALGUMAS_DE_SUAS_PREMISSAS.pdf>. Acesso em: 1 fev. 2019.

DIAS, E. C. et al. Saúde ambiental e saúde do trabalhador na atenção primária à saúde, no SUS: oportunidade e desafios. **Ciência & Saúde Coletiva**, v. 14, n. 6, p. 2061-2070, 2009.

FARIA, R. M. A territorialização da atenção primária à saúde no sistema único de saúde e a construção de uma perspectiva de adequação dos serviços aos perfis do território. **Revista Brasileira de Geografia Médica e da Saúde**, v. 9, n. 16, p. 131-47, 2013.

FIGUEIREDO, W. M.; CAMARGO, A. M.; RIBEIRO, L. G. Estratégia da saúde da família: avaliação da percepção da comunidade. **Brazilian Journal of Development**, v. 4, n. 6, p. 3579-3596, 2018.

GLANZNER, C. H.; OLSCHOWSKY, A.; DUARTE, M. de L. C. Estratégias defensivas de Equipes de Saúde da Família ao sofrimento no trabalho. **Cogitare Enfermagem**, v. 23, n. 2, 2018.

MATUDA, C. G. et al. Colaboração interprofssional na estratégia saúde da família: implicações para a produção do cuidado e a gestão do trabalho. **Ciência & Saúde Coletiva**, v. 20, n. 8, p. 2511-2521, 2015.

MERHY, E. E.; FEUERWERKER, L. C. M. **Educação Permanente em Saúde**: educação, saúde, gestão e produção do cuidado. [internet]. Disponível em: <http://eps.otics.org/material/entrada-outras-ofertas/artigos/eps-educacao-saude-gestao-e-producao-docuidado/>. Acesso em: 20 jan. 2019.

MONKEN, M.; BARCELLOS, C. Vigilância em saúde e território utilizado: possibilidades teóricas e metodológicas. **Cadernos de Saúde Pública**, v. 21, n. 3, p. 898-06, Rio de Janeiro, 2005. ISSN 1678-4464. Disponível em: <http://www.scielo.br/scielo.php?script=sci_arttext&pid=S0102-311X2005000300024>. Acesso em: 8 fev. 2019.

PESSOA, V. M. et al. Sentidos e métodos de territorialização na atenção primária à saúde. **Ciência & Saúde Coletiva**, v. 18, n. 8, p. 2253-2262, 2013.

RAMOS, C. I. et al. A promoção da saúde na "terra do nunca": uma experiência interdisciplinar. **Revista Brasileira em Promoção da Saúde**, v. 26, n. 3, p. 436-441, 2013.

RAMOS, M. J. M.; BEZERRA, M. I. C.; PAIVA, G.M. Saúde, ambiente e qualidade de vida: reflexões da experiência da Residência Multiprofissional em Saúde da Família e Comunidade de Fortaleza-CE. **Cadernos ESP – Escola de Saúde pública do Ceará**, v. 7, n. 2, p. 53-65, 2013.

SANTOS, A. L.; RIGOTTO, R. M. Território e territorialização: incorporando as relações produção, trabalho, ambiente e saúde na atenção básica à saúde. **Revista Trabalho, Educação e Saúde**, v. 8, n. 3, p. 387-406, 2011.

SILVA, A. B.; PINHO, L. B. Território e saúde mental: contribuições conceituais da geografia para o campo psicossocial. **Revista Enfermagem**, UERJ, v. 23, p. 420-4, 2015. Disponível em: <https://www.scielosp.org/article/csp/2016.v32n9/e00059116/>. Acesso em: 8 fev. 2019.

SILVA, D. J.; ROS, M. A. Inserção de profissionais de fisioterapia na equipe de saúde da família e Sistema Único de Saúde: desafios na formação. **Ciência e Saúde Coletiva**, v. 12, n. 6, p. 1673-1681, 2007. Disponível em: <http://www.scielo.br/pdf/csc/v12n6/v12n6a26.pdf>. Acesso em: 8 fev. 2019.

TORRES, M. V.; LEAL, K. K. F.; CHAVES, Y. M. O processo de territorialização no bairro São Pedro em Teresina, Piauí: uma visão de saúde na população. **ConScientiae Saúde**, v. 10, n. 4, p. 672-681, 2011.

ATENÇÃO BÁSICA E A CENTRAL DE REGULAÇÃO DA SECRETARIA MUNICIPAL DE SAÚDE DO MUNICÍPIO DE GURUPI-TOCANTINS

Helber Lopes de Oliveira
Rafaela de Carvalho Alves
Vanderson Ramos Mafra
Sandra Maria Botelho Mariano
José Gerley Díaz Castro

Introdução

A Organização Mundial de Saúde (OMS) conceitua sistema de serviços de saúde como um conjunto de atividades cujo propósito primário é promover, restaurar e manter a saúde de uma população (WORLD HEALTH ORGANIZATION, 2000). Estes propósitos são alcançados na medida em que os sistemas de serviço de saúde respondem às necessidades, ou melhor, aos problemas de saúde da população em um contexto histórico, epidemiológico, demográfico, cultural e social.

A necessidade do fortalecimento de instrumentos de gestão do SUS no âmbito de organização, controle e avalição de fluxos assistenciais baseados na acessibilidade, democratização, hierarquia, racionalização, equidade, integralidade, resolutividade e qualidade dos serviços, subsidiou a Política Nacional de Regulação do Sistema Único de Saúde instituída em 1º de Agosto de 2008, por meio da Portaria nº 1.559 (Gabinete do Ministro José Gomes Temporão), possibilitando a plenitude das responsabilidades sanitárias pelas esferas de governo por meio da pactuação e investimento entre gestores a partir do Complexo Regulador (MS, 2008).

O Complexo Regulador (CR) define-se como estrutura que operacionaliza as ações de regulamentação do acesso às consultas, exames, internações hospitalares e urgências. Visto que cabe ao município viabilizar o processo de regulação do acesso a partir da atenção básica, ordenando o fluxo e garantindo a integração das ações e dos serviços de saúde por meio de monitoramento e avaliação (OPAS, 2006).

A Central de regulação é um instrumento de gestão pública em saúde responsável pelo Controle, Avaliação e Auditoria. Referido órgão utiliza a regulação do acesso aos serviços públicos, por meio de ações de regulação da atenção a saúde, regulação do acesso à assistência, alocação de recursos públicos, garantindo os padrões de qualidade dos serviços de saúde pública. A democratização do SUS por meio dos princípios de universalidade, integralidade, equidade e hierarquia, fortalece o CR como responsável pela organização do fluxo de serviços em saúde pública, ou seja, sua função regulatória prevê a ordenação dos usuários de acordo com a necessidade de intervenção, destacando a relevância deste departamento (BRASIL, 2016). Santos e Merhy (2006) afirmam que não existe sistema sem regulação, com sua atuação operativa e observação analítica, desenvolvendo a coordenação do cuidado nos seus diferentes componentes e na sustentabilidade.

Posto isto, a implantação da Central de Regulação, Controle e Avaliação do município de Gurupi-TO foi aprovada pela Resolução da Comissão Intergestores Bipartite do Tocantins (CIB-TO Nº 96/2009) em 27 de Novembro de 2009.

Atualmente, na cidade de Gurupi-TO, há disponibilidade de serviços em saúde pública em 3 esferas, sendo elas: a) Estado, por meio do Hospital Regional (HRG), que atende as demandas de internação; b) Município, por meio das Unidades Básicas (UBS's) consistem na porta de entrada do usuário ao sistema; a Unidade de Pronto Atendimento (UPA) que atende urgências e emergências; Policlínica (PC), que oferece atendimento em especialidades médicas; e c) Serviços Terceirizados em Diagnóstico (STD).

Referida CR é responsável por controlar as demandas de serviços em saúde de dezessete municípios, ou seja, toda a região Sul do estado do Tocantins.

O presente estudo foi realizado com base no banco de dados da Central de Regulação de Serviços/recursos em Saúde de Gurupi-TO e fundamenta-se na necessidade de interação dos serviços em saúde oferecidos à população deste município, de forma a beneficiar os usuários do SUS com a incorporação de intervenções inovadoras baseadas nas tendências dos avanços assistenciais.

A análise situacional da Central de Regulação revela-se como estratégia de avaliação para constatar a dinâmica de necessidades rotineiras, pressupondo que o planejamento organizacional deve ser potencialmente capaz de consolidar a execução do sistema em destaque como ferramenta de ordenação, de forma acessível e resolutiva, além de oferecer padrão de qualidade e fomentar a alocação eficiente de recurso.

Implicações na regulação da atenção básica a saúde junto a central de regulação

Os documentos utilizados nos atendimentos primários realizados pelos médicos que atuam nas 12 (doze) unidades básicas de saúde (UBS) de Gurupi-TO são: 1) Laudos para solicitações/autorizações de procedimentos ambulatoriais (APAC`s); e 2) Fichas de encaminhamentos, referências, contrarreferências e compensações.

As dificuldades enfrentadas pelo CR foram constatadas após a análise do índice quantitativo de procedimentos a partir de relatórios dos sistemas de gestão em saúde da própria Central (laudos para solicitações/autorizações de procedimentos ambulatoriais – (APAC`s); fichas de encaminhamentos, referências, contrarreferências e compensações; Relatório periódico (semanal) encaminhado por cada UBS para a Central de Regulação, contendo o total de consultas atendidas, total de encaminhamentos realizados e o total de exames APAC`s.

Dados de janeiro a agosto/2017, indicam que dentre os serviços de saúde ofertados pelo SUS, o quantitativo de atendimentos médicos em especialidades (neurologia, cardiologia, pediatria, pneumologia, gastroenterologia, geriatria, cirurgia pediátrica, ginecologia-obstetrícia e ortopedia) totalizando 47.356 procedimentos. O quantitativo de atendimentos médicos na atenção básica, no mesmo período, totalizou 18.129 procedimentos. Este comparativo revela o desequilíbrio entre métodos curativos e preventivos, ou seja, a produção de consultas básicas é inferior às especialidades.

De acordo com a rotina de demandas da Central de Regulação do município de Gurupi-TO, pode-se pontuar mais alguns entraves, vejamos: a análise de dados do primeiro semestre de 2017, revela que 45% da demanda assistencial em exames complementares recebida pela central de regulação é indeferida devido à ausência de embasamento clínico avaliativo no item "Observações" do formulário de solicitação. Visto que a história clínica do paciente e o exame físico são de extrema importância para a elaboração do diagnóstico, a solicitação de exames complementares de média e alta complexidade é incoerente diante do processo de resolutividade a partir da atenção básica.

Em suma, podemos mencionar alguns exemplos, são eles: a) encaminhamentos sem conclusão de tratamento; b) encaminhamentos que poderiam ser tratados na própria UBS; e c) preenchimento de encaminhamentos e APAC`s inadequados: falta de informação nas fichas de atendimento, relato de problema desprovido de exame comprobatório.

Diante da necessidade de critérios mínimos para a autorização de procedimento/diagnóstico, a Prefeitura de São Paulo, em 2014, elaborou o Protocolo de Regulação do Acesso da Rede de Atenção Especializada Ambulatorial com o objetivo de listar os exames de apoio diagnóstico a partir de indicações e pré-requisitos a serem seguidos para cada exame, somando ainda, algumas recomendações acerca do mesmo. O referido documento fora repassado aos profissionais médicos das Unidades Básicas de Saúde (UBS`s) de São Paulo, com objetivo de capacitar sobre o embasamento das solicitações de exames e consequentemente reduzir o lapso temporal da espera pelo paciente, além de otimizar a resolutividade dos serviços ofertados pelo SUS (BRASIL, 2014).

Ainda neste contexto de estruturação da resolutividade, a formação e qualificação dos profissionais envolvidos na elaboração da anamnese e histórico da doença do paciente são extremamente necessários, ou seja, o médico como membro direto à prescrição de exames complementares necessita inserir-se no embasamento em fluxograma da rede pública de saúde a partir do exame físico e anamnese. Visto que esta formação qualificada em níveis de complexidade no SUS auxilia o contexto da regulação de demanda, reduzindo a solicitação de exames de alta complexidade antes do seguimento na baixa complexidade, bem como o encaminhamento para especialistas de casos que poderiam ser tratados na própria UBS, ocasionando interferências na hierarquia do sistema.

A dicotomia entre os prestadores de serviço em saúde pública, Estado e Município, deve ser superada no cotidiano, integrando necessidades, fluxos e demandas, tendo o usuário cidadão como a referência em regulação dos serviços. A otimização de parcerias em espaços, profissionais e serviços, entre o Estado e o Município, com o objetivo de favorecer ao interesse coletivo em saúde pública, possivelmente produzirá melhor qualidade de vida aos usuários baseada na cobertura assistencial e efetividade social.

Considerações finais

A necessidade de garantir recursos assistenciais em saúde pública de forma integral, hierarquizada e com equidade, revela a importância da ferramenta denominada Complexo Regulador, ou seja, este tem a potencialidade de garantir a compatibilidade entre a necessidade do paciente e a disponibilidade de atenção, incrementando a logística do sistema de serviços de saúde e contribuindo para maior resolubilidade e consolidação do SUS.

Destaca-se ainda, no contexto do município de Gurupi-TO como polo regional em assistência de saúde e detentor da resolutividade, necessitando de recursos humanos qualificados.

Diante deste contexto, elenca-se a necessidade de qualificação profissional para resolubilidade da demanda de baixa complexidade oferecida nas UBS's.

Em suma, a qualificação dos médicos responsáveis pelas UBS's para o entendimento do fluxo de complexidade e demanda no SUS é imprescindível para a resolutividade da saúde pública, visto que a informação e divulgação de dados fomenta efetividade do sistema.

O subsídio de ações futuras da gestão em saúde poderá trazer um conjunto de informações para as UBS, com o escopo de promover o equilíbrio entre oferta e demanda, adequação nos atendimentos primários, podendo otimizar os serviços e qualidade da ação, prover resposta adequada aos problemas clínicos sem que aja a fragmentação do cuidado, garantindo um acesso de qualidade aos usuários do SUS.

REFERÊNCIAS

BRASIL, Secretaria Municipal de Saúde. **Protocolo de Regulação do Acesso da Rede Hora Certa**: Exames de Apoio Diagnóstico. Prefeitura de São Paulo, 2014.

COMISSÃO INTERGESTORES BIPARTITE. CIB-TO Nº 96/2009 em 27 de Novembro de 2009. **Dispõe sobre a Proposta de Implantação da Central de Regulação, Controle e Avaliação, no Município de Gurupi/TO**. Disponível em: <https://central13.to.gov.br/arquivo/315645/>. Acesso em: 30 mar. 2018.

OPAS. Organização Pan-Americana da Saúde. **A política de regulação do Brasil**. Brasília, 2006.

BRASIL. Ministério da Saúde. **Curso básico de regulação do Sistema Único de Saúde**. Brasília: Departamento de Regulação, Avaliação e Controle de Sistemas, 2016.

SANTOS, F. P.; MERHY, E. E. Public regulation of the health care system in Brazil - a review. **Interface - Comunic., Saúde, Educ.**, v. 10, n. 19, p. 25-41, 2006.

WORL HEALTH ORGANIZATION. **The world health report 2000**: healt systems, improving performance. Geneva: WHO, 2000.

AS TRANSFORMAÇÕES DO TRABALHO E SUAS IMPLICAÇÕES NA SAÚDE DO TRABALHADOR

Tiara Cunha Silva
Neilton Araújo de Oliveira
José Gerley Diaz Castro
Marcos Aurélio Gondim Cordeiro
Márcia Farias e Silva

Introdução

Historicamente, o trabalho representa a concretização da relação estabelecida entre o homem e a natureza para a satisfação de suas necessidades. É um processo contínuo e dialético, onde o homem transforma a natureza para um fim determinado. Paralelamente, ao transformar a natureza, ele também se transforma (MARX, 2011).

Seguindo essa perspectiva político-econômica, trabalho é uma categoria essencial para compreensão da economia e, sobretudo, é elemento central no modo de ser dos homens e da sociedade, visto que ele é sempre atividade coletiva, realizada conjuntamente com outros sujeitos. Por conseguinte, as relações de trabalho, viabilizadas por meio da atividade laboral concreta, permitem a constituição da própria sociedade, afetando os sujeitos e sua organização (MARX, 2011).

Ainda no século XIX, com a Revolução Industrial, o trabalho se personalizou na figura do "trabalhador", tornando-se independente de um sistema formado pelo trabalho, pela família e pelo lazer e marcando a diferença entre o âmbito doméstico e o âmbito do trabalho, assim como entre a propriedade e o trabalho remunerado (OFFE, 1989).

É neste contexto histórico que acontece a ruptura de uma forma de trabalho artesanal, onde o homem era detentor de todo o processo, para a produção de bens e serviços por meio de máquinas, caracterizando uma divisão estrutural da sociedade entre capital e trabalho, com profundas modificações sociais, cuja finalidade é a produtividade e a geração de lucro. O avanço tecnológico propiciou a transferência da riqueza acumulada no campo para as fábricas e centros urbanos por meio da aquisição de tecnologia, daí decorre a separação entre a força de trabalho e os instrumentos que permitem produzir bens. É o nascimento do capitalismo como uma construção histórica (ROHM; LOPES, 2015).

Ao investigar o modo de produção capitalista, Marx (2011), aponta que a riqueza da sociedade capitalista é materializada na acumulação de mercadoria, composta pela relação valor de uso e valor de troca, cuja forma é expressa pelo produto e pela força de trabalho. Esta é a mercadoria do operário assalariado, vendida ao capital para garantir a sua sobrevivência.

A dinâmica de reprodução do capital exige uma apropriação da parte do valor novo produzido necessário à manutenção da força de trabalho. Ao apropriar-se não apenas do trabalho excedente, mas também de parte do trabalho necessário à reprodução da força de trabalho, o capital submete o trabalho às condições de precarização e de não atendimento das necessidades humanas da classe trabalhadora (IAMAMOTO, 2007).

Por não haver leis trabalhistas que regulamentassem as relações de trabalho, desde o início da industrialização a classe trabalhadora estava exposta, vulnerável e disponível à total exploração dos capitalistas burgueses. Jornadas de trabalho intensas, baixos salários, péssimas condições de trabalho (ocasionando acidentes e doenças "fabris"), utilização de mão de obra infantil, dentre outros, faziam parte do cotidiano dos trabalhadores (ANTUNES, 2002).

É, portanto, em meio a este difícil cenário que surgem as primeiras lutas pelos direitos trabalhistas que, por sua vez, desencadearam movimentos por melhores condições de trabalho, sendo que tais manifestações serviram de inspiração para a formação de movimentos organizados de operários brasileiros (PEREIRA, 1999).

O movimento operário do Brasil tem suas origens com a chegada dos imigrantes em fins do século XIX. Vindos de países europeus onde as condições de trabalho e reivindicações operárias encontravam-se em franco desenvolvimento, depararam-se com um país que iniciava o processo de industrialização, abalado pelo advento da Libertação dos Escravos e pela Proclamação da República (GONÇALVES JUNIOR, 2002).

Na perspectiva de reivindicar direitos básicos relacionados à melhoria das condições de trabalho este movimento constitui um grande marco da classe trabalhadora, sendo determinante para o surgimento dos primeiros sindicatos, das primeiras greves e manifestos políticos que reivindicavam melhores condições de trabalho e salários, carga horária reduzida e assistência trabalhista (PEREIRA 1999).

As primeiras leis de conteúdo trabalhista, na esteira da revolução de 1930, passaram a ter maior repercussão prática nas ideias de intervenção nas relações de trabalho, com o Estado desempenhando papel central e, em 1943, na gestão do então presidente Getúlio Vargas, mediante o Decreto nº 5.452, foi criado a Consolidação das Leis do Trabalho (CLT), unificando toda a legislação trabalhista então existente no Brasil, o que constituiu um marco por, de forma definitiva, inserir os direitos trabalhistas na legislação brasileira. A criação da CLT representa, assim, um importante instrumento de proteção para o trabalhador, por regulamentar as relações individuais e coletivas do trabalho (PEREIRA 1999).

As relações do trabalho x políticas públicas de saúde no Brasil

A flexibilização que caracteriza o capitalismo atual, conforme Sennett (2006), é uma das principais responsáveis pelas transformações ocorridas no mundo do trabalho e está acarretando uma mudança no próprio significado do trabalho, sendo, também, mais uma maneira do exercício da opressão do capitalismo. É exigido hoje do trabalhador mais agilidade e capacidade de adaptação às mudanças a curto prazo e que não se prendam a procedimentos formais e a leis. A perspectiva dessa flexibilização vende a ideia de que o trabalhador terá mais liberdade para definir sua vida, enquanto, na realidade, o que ocorre é a criação de novos padrões de controle, difíceis de serem entendidos pelos trabalhadores.

São consequências dessa retroalimentação do capital: maior exploração do trabalhador, com aumento da jornada de trabalho, desemprego estrutural, o trabalho precarizado e a preocupação extremada com a produção de mercadorias, degradando cada dia mais a relação entre o homem e a natureza (ANTUNES, 2002).

Para Gorz (1987), há muito tempo, o trabalho já não faz parte da liberdade do homem ou da sua identificação com sua atividade, passando a ser necessidade de sobrevivência. Nessa perspectiva, a cada dia, o trabalho passa a ser exterior ao homem, aliena e inverte sua relação com o homem: ao invés de existir para o homem, o homem passa a existir a partir dele, tornando-se seu dependente e escravo.

Os estudos de Antunes (2000) e de Sennett (2006), assim como as de Dejours (2001), revelam que as questões relacionadas ao mundo do trabalho, mesmo com as suas transformações, mobilizam a vida dos trabalhadores, que lutam para se adaptar e corresponder a essas mudanças, ao contrário das teses sobre a perda da centralidade da categoria trabalho no universo humano. A fragilidade econômica que vivenciamos em tempos de globalização piora ainda mais todo esse cenário e nos deixa com dúvidas e inquietações quanto a perspectivas futuras. Sob estas ameaças e medos, neste panorama de insegurança e incertezas, o trabalhador se submete a condições indignas, que podem comprometê-lo no aspecto pessoal, social, emocional e na sua qualidade de vida (ANTUNES, 2000).

Não faltam pesquisas realizadas, ao longo de mais de duas décadas, mostrando que altas exigências no trabalho – vinculadas à baixa possibilidade de controle e autonomia por parte dos sujeitos –, representam variáveis que, associadas, geram alto nível de estresse e risco à saúde psíquica do sujeito (CHIRKOV; RYAN; CHELSEA, 2005).

Da mesma forma, vindo ao encontro desta problemática, dados oficiais mostram que persistem em todo o mundo acidentes e doenças originadas nos processos de trabalho. Os dados nacionais e internacionais revelam a magnitude destes eventos para a Saúde Pública que, segundo a Organização Internacional do Trabalho (OIT, 2004), anualmente somam cerca de 270 milhões de acidentes do trabalho no mundo, sendo 2 milhões deles fatais.

Não é por acaso, portanto, que, diante deste cenário, muitos centros de estudos, com o objetivo de reduzir os efeitos do capital sobre os processos de trabalho, passaram a dedicar-se sobre a saúde do trabalhador e, nas últimas décadas, várias iniciativas da sociedade brasileira vêm procurando consolidar avanços nas políticas públicas de atenção integral em Saúde do Trabalhador, tendo como marco institucional a Constituição Federal de 1988, passando pelo estabelecimento e construção do Sistema Único de Saúde (SUS), pela realização das Conferências de Saúde do Trabalhador, pela criação da Rede Nacional de Atenção Integral à Saúde do Trabalhador (Renast), chegando até a edição atual da Política Nacional de Saúde do Trabalhador e da Trabalhadora (ARTUR, 2015).

A iniciativa do Ministério da Saúde, ao instituir a Política Nacional de Saúde do Trabalhador e da Trabalhadora (PNSTT), via portaria nª 1.823, de 23 de agosto de 2012, tem como finalidade definir os princípios, as diretrizes e as estratégias a serem observados pelas três esferas de gestão do Sistema Único de Saúde (SUS), para o desenvolvimento da atenção integral à saúde do trabalhador, com ênfase na vigilância, buscando a promoção e a proteção da saúde dos trabalhadores e a redução da morbimortalidade decorrente dos modelos de desenvolvimento e dos processos produtivos. É importante ressaltar que esta política consolida e legitima o que vem sendo construído (BRASIL, 2012). O campo da saúde do trabalhador representou uma ruptura epistemológica, uma vez que saiu do foco da doença para ser orientado pela concepção de saúde como produzida socialmente, por meio não apenas da influência do modo de produção capitalista e dos modelos de organização do trabalho no processo, mas também pelo enfrentamento dos problemas deles advindos pela classe trabalhadora (GÓMEZ; MACHADO; PENA, 2011).

Sabe-se que as ações de prevenção se valem de abordagens distintas do ponto de vista teórico e metodológico, com maior ou menor impacto sobre os determinantes dos agravos presentes nas situações de trabalho. Nesse sentido, como parte integrante da Saúde Coletiva, o campo da Saúde do Trabalhador constitui-se como espaço interdisciplinar e pluri-institucional que apreende o trabalho como um dos principais determinantes sociais da saúde (LACAZ, 2010).

Considerações finais

O capitalismo é o resultado de uma sociedade global emergente que adquire poder determinante de conformação, principalmente de novos padrões sociais. Apesar das diversas mudanças no que diz respeito ao trabalho, atualmente ainda se estabelece o mesmo processo perverso do passado. De um lado, o trabalho desassociado da sua razão não passa de uma atividade em que o trabalhador perde-se a si mesmo, negando sua própria vida. Do outro, o trabalho não perdeu sua importância uma vez que se trata do meio de sobrevivência do homem.

Nesse contexto, as questões relacionadas à Saúde do Trabalhador – esta como parte inerente e importante da Saúde, na sua integralidade –, adquire centralidade estratégica por possibilitar uma reflexão e abordagem ampla e profunda de suas aplicações e implicações, tanto para a qualidade de vida, quanto para a dignidade e valorização do trabalhador.

Diante disso, é necessário buscar e construir iniciativas e estratégias conjuntas mais efetivas na produção de mudanças dos processos de trabalho com vistas a melhorar suas condições e seu ambiente. Impõe-se, para isso, uma abordagem interdisciplinar e intersetorial, com a participação dos próprios trabalhadores, enquanto sujeitos e parceiros capazes de contribuir com seu saber para ampliar a compreensão do impacto do trabalho sobre o processo saúde-doença.

REFERÊNCIAS

ANTUNES, R. **Adeus ao trabalho? Ensaio sobre as metamorfoses e a centralidade do trabalho**. 8. ed. São Paulo: Cortez, 2002. 200 p.

______. **Os sentidos do trabalho**: Ensaio sobre a afirmação e a negação do trabalho. São Paulo: Boitempo, 2000.

ARTUR, K. Participação e direito à saúde dos trabalhadores. **Saude soc.**, São Paulo, v. 24, n. 3, p. 853-868, set. 2015. Disponível em: <http:// http://www.scielo.br/scielo.php?script=sci_arttext&pid=S010412902015000300853>. Acesso em: 13 set. 2018.

BRASIL. **Portaria nº 1.823 de 23 de agosto de 2012**. Institui a Política Nacional de Saúde do Trabalhador e Trabalhadora. Brasília, 2012.

CHIRKOV, V. I.; RYAN, R. M.; CHELSEA, W. Cultural context and psychological needs in Canada and Brazil: testing a self determination approach to the internalization of cultural practices, identity, and well-being. **Journal of Cross-Cultural Psychology**, v. 36, n. 4, p. 423-443, 2005.

DEJOURS, Christophe. **A banalização da injustiça social**. 4. ed. Rio de Janeiro: FGV, 2001. 160 p.

GÓMEZ, C. M.; MACHADO, J. M. H.; PENA, P. G. L. (Org.). **Saúde do trabalhador na sociedade brasileira contemporânea**. Rio de Janeiro: Fiocruz; 2011. 540 p.

GONÇALVES JUNIOR, L. Lazer no período da ditadura militar: o desvelar de depoimentos de sindicalistas da Grande São Paulo - Brasil. **Revista Corpoconsciência**, Santo André, n. 10, p. 35-55, 2002.

GORZ, A. **Adeus ao proletariado**: para além do socialismo. Rio de Janeiro: Forense-Universitária, 1987. 203 p.

IAMAMOTO, M. V. **Serviço Social em tempo de capital fetiche**: capital financeiro, trabalho e questão social. São Paulo: Cortez, 2007.

LACAZ, F. A. C. Política Nacional de Saúde do Trabalhador: desafios e dificuldades. In: LOURENÇO, E. et al. **O avesso do trabalho II**: trabalho, precarização e saúde do trabalhador. São Paulo: Expressão Popular, 2010. p. 199-230.

MARX, K. A mercadoria. In: MARX, Karl. **O Capital**: Crítica da economia política. Livro I: O processo de produção do capital. Trad. Rubens Enderle. 2 ed. São Paulo: Boitempo, 2011 p. 113-158.

OFFE, C. **Trabalho e Sociedade**: problemas estruturais e perspectivas para o futuro da "Sociedade do Trabalho". Rio de Janeiro: Tempo Brasileiro, 1989. 180 p.

OIT. Organização Internacional do Trabalho. **Panorama laboral**. Oficina Regional para América Latina y el Caribe, 2004.

PEREIRA, Andréa R. Sampaio. O movimento operário brasileiro e as massas populares: massas obreiras/revolucionárias ou massas ignorantes/inertes? **Rev. Sociol. Polit.**, Curitiba, n. 13, p. 125-140, nov. 1999. Disponível em: <http://www.scielo.br/scielo.php?script=sci_arttext&pid=S0104447819990002000l0&lng=en&nrm=iso>. Acesso em: 20 set. 2018.

ROHM, R. H. D.; LOPES, N. F. O novo sentido do trabalho para o sujeito pós-moderno: uma abordagem crítica. **Cad. EBAPE.BR**, Rio de Janeiro, v. 13, n. 2, p. 332-345, 2015.

SENNETT, Richard. **A corrosão do caráter**. 11. ed. Rio de Janeiro: Record, 2006. 204 p.

A BIOTECNOLOGIA MODERNA E SUAS IMPLICAÇÕES NO MEIO AMBIENTE E NA SAÚDE HUMANA

Matheus Martins Daude
Gessi Carvalho de Araujo Santos

Introdução

A biotecnologia, atualmente tornou-se fundamental para o desenvolvimento de novas tecnologias, processos e produtos, entretanto, sua aplicação ocorre desde à antiguidade, muito embora esse termo ainda não era empregado. Estima-se que, desde os anos 8000 a.C. quando os povos mesopotâmicos praticavam a agricultura selecionando e utilizando as melhores sementes, além de produzir vinho, pão e queijo empregando leveduras e bactérias, a biotecnologia já era utilizada (BORÉM, 2005; FALEIRO; DE ANDRADE; DOS REIS JUNIOR, 2011). Porém, o termo biotecnologia veio a ser empregado somente no início do século passado, mais precisamente em 1919, quando o engenheiro agrônomo húngaro Karl Erkey publicou o livro chamado de "Biotecnologia da Carne, Gordura e Produção de Leite em uma Fazenda Agrícola de Grande Escala" (VERMA et al., 2011).

Após o surgimento do termo, várias definições a fim de descrever a biotecnologia surgiram. Em 1992, uma definição para o termo "biotecnologia" foi proposto pela *Convention on Biological Diversity*, que o definiu como: "*É o uso de conhecimentos sobre os processos biológicos e sobre as propriedades dos seres vivos, com o fim de resolver problemas e criar produtos de utilidade*". Contudo, encontrar uma única definição para o termo biotecnologia pode ser difícil, pois a ampla abrangência e interdisciplinaridade dessa área de conhecimento, permite introduzir várias definições para a mesma termologia.

Apesar da definição de biotecnologia ser recente, sua aplicação, como já mencionado anteriormente, ocorre há muitos séculos. Sua utilização pelos povos antigos acontecia de forma puramente empírica e sem nenhuma confirmação cientifica e, devido a esse fato, a mesma foi classificada como biotecnologia antiga. No entanto, com a evolução da ciência e suas descobertas, novos conceitos e definições puderam ser implementados há essa área de conhecimento. Por exemplo, a teoria denominada de "Leis da herança" proposta por *Gregor Johann Mendel*, foi um passo fundamental para a evolução da biotecnologia, pois introduziu a era da biotecnologia clássica, onde as observações surgiam juntamente com evidências científicas. Posteriormente, uma das descobertas de maior importância para a biologia, a descoberta da estrutura do DNA ácido desoxirribonucleico (DNA) em 1953 por James Watson e Francis Crick, foi considerada o divisor para uma nova classificação da biotecnologia. A partir desse momento, os conceitos de biotecnologia antiga e clássica até então estabelecidos, agrupou-se com uma nova categoria, classificada como biotecnologia moderna (FALEIRO; DE ANDRADE; DOS REIS JUNIOR, 2011; VERMA et al., 2011).

A elucidação da estrutura do DNA foi a base para desenvolvimento de várias técnicas da biotecnologia moderna, como DNA recombinante, amplificação de DNA *in vitro* por meio da reação em cadeia da polimerase (PCR), sequenciamento de DNA, bioinformática, além da engenharia genética, que engloba todas as técnicas citadas. O surgimento da biotecnologia moderna, juntamente com suas técnicas, causou uma revolução na pesquisa, impactando diretamente em várias áreas, como na agropecuária, saúde, indústria, ambiente e científica (VICTORINO, 2001; FALEIRO; DE ANDRADE; DOS REIS JUNIOR, 2011; VERMA et al., 2011).

Os enormes avanços da genética molecular permitiram o desenvolvimento de novos serviços, processos e produtos. Como exemplo, pode-se citar o desenvolvimento de fármacos e vacinas, o aumento da produção agrícola, a produção de biocombustíveis, a fabricação de dispositivos biomédicos inovadores, a criação de exames médicos não invasivos, a aplicação da edição genética para a cura de doenças genéticas, dentre outros (BORÉM, 2001; GARTLAND; GARTLAND, 2018). Ainda que a biotecnologia moderna vise proporcionar uma melhoria nas áreas onde a mesma se aplica, algumas dúvidas sobre possíveis efeitos negativos de sua aplicação foram estabelecidas. Assim, avaliar as suas implicações positivas e negativas são importantes, pois podem possibilitar um melhor entendimento sobre como a biotecnologia tem impactado em algumas áreas, em especial, o meio ambiente e a saúde humana.

Implicações da biotecnologia moderna no meio ambiente

A crescente preocupação com o uso dos recursos naturais, bem como os impactos causados devido a sua exploração, tem impulsionado o desenvolvimento de tecnologias menos agressivas ao meio ambiente ou que auxiliem na preservação e recuperação do mesmo. Nesse contexto, os adventos da biotecnologia moderna surgiram como poderosas ferramentas na busca por tais tecnologias. Dessa forma, sua aplicação contribuiu de forma direta para evolução de várias áreas, como a agronômica, florestal e de biocombustíveis.

Na área agronômica, umas das principais tecnologias implementadas foi a produção de organismo geneticamente modificados (OGM). O surgimento dos OGMs proporcionou a criação de plantas geneticamente modificadas (PGM) que apresentam diversas características superiores quando comparada a plantas selvagens. Entretanto, apesar de possuir as características agronômicas e ambientais desejáveis, algumas desvantagens também são relacionadas às PGMs, principalmente quando se analisa os impactos que a utilização dessas podem ocasionar ao meio ambiente (ALVES, 2004; CREMONEZI, 2009). Assim, as principais vantagens das PGMs são:

I. Aumento da produtividade: desenvolvimento de cultivares de importância econômica mais produtivas, possibilitando uma alta produção sem há necessidade de aumentar as áreas plantadas;
II. Aumento a tolerância a pragas: criação de plantas com maior tolerância ao ataque de pragas, permitindo assim, a redução no uso de agrotóxicos nas lavouras;
III. Adaptabilidade a condições de clima e solo: plantas adaptáveis as condições adversas de clima e solo, oportunizam a utilização de solos anteriormente não cultiváveis, além do plantio em regiões de clima desfavorável, pode permitir a diminuição do desmatamento e os impactos causados por essa prática;
IV. Síntese de biopolímeros: produção de polímeros biodegradáveis, viabilizando a produção de sacos plásticos menos agressivos ao meio ambiente, uma vez que sua degradação ocorre de forma mais rápida no ambiente;
V. Redução no uso dos agrotóxicos: o uso de plantas tolerantes a pragas permite a redução da aplicação de agrotóxicos, diminuindo os problemas causados por esses compostos, como a contaminação do solo e águas.

Dentre as principais desvantagens do uso de PGMs têm-se:

I. Impactos em espécies selvagens: a disseminação do pólen das PGMs por meio, por exemplo, do vento e insetos, pode ocasionar a fecundação com plantas selvagens, alterando assim seu material genético;
II. Surgimento de novas pragas, superpragas e super plantas daninhas: as PGMs possuem modificações genéticas que conferem características distintas das selvagens, como a produção de compostos e proteínas específicas, bem como a tolerância ao ataque de pragas e aplicação de agrotóxicos. Essas características podem acarretar no aparecimento de novas pragas, uma vez que a produção de novos compostos ou proteínas podem atrair novos insetos. Propicia o surgimento de superpragas, devido ao desenvolvimento da tolerância

ao composto herbicida produzido pela PGM. Além disso, as plantas daninhas podem adquirir resistência aos herbicidas, pois pode haver o cruzamento com PGMs filogeneticamente próximas;

III. Perda da biodiversidade e alteração do ecossistema: o amplo cultivo das PGMs com características superiores pode acarretar no desaparecimento de plantas selvagens;

IV. Produção de substâncias tóxicas: produção de toxinas por meio da introdução de genes responsáveis pela produção de tais compostos.

De forma similar a área agronômica, a área florestal utiliza o melhoramento genético para a obtenção de plantas mais produtivas. Nesse contexto, a alta demanda mundial por produtos de origem vegetal, além dos cuidados voltados a proteção ambiental, sustenta a necessidade da aplicação da biotecnologia para a obtenção de plantas com características de interesse (GOLLE, 2009). Assim, o melhoramento florestal visa a obtenção, principalmente, das seguintes características (STUDART-GUIMARÃES; LACORTE; BRASILEIRO, 2003; GRATTAPAGLIA, 2008):

I. Aumento no crescimento da planta e da produtividade: o aumento da produtividade de madeira em conjunto com o aumento no crescimento do tronco, pode permitir o aumento do fornecimento de matéria-prima para as indústrias de celulose e papel e de madeira sem aumentar a área plantada, além dos resíduos lignocelulósicos poderem ser utilizados para a produção de etanol de segunda geração;

II. Modificações nas propriedades bioquímicas da madeira: desenvolver uma planta com um teor de lignina menor que o convencional poderia contribuir para a redução na utilização de compostos químicos nocivos ao meio ambiente usados no processo de deslignificação, uma vez que a lignina é pouco desejada pelas indústrias de polpa e celulose;

III. Tolerância a pragas: introduzir nas plantas a tolerância a pragas é uma alternativa ao uso do controle químico, possibilitando diminuir a quantidade de agrotóxico utilizado nas plantações. Especialmente em plantas florestais, essa característica é ainda mais desejada, pois devido a altura das plantas, a aplicação do agrotóxico é dificultada, sendo necessário a utilização de doses maiores do produto, acarretando em um maior impacto ao meio ambiente;

IV. Aplicação em fitorremediação: modificações genéticas que visam introduzir em plantas a capacidade de remover ou detoxificar compostos químicos pode propiciar a aplicação dessas na recuperação de áreas contaminadas.

Ainda que em um cenário ideal a aplicação da biotecnologia moderna por meio do melhoramento genético vise a melhoria ou introdução de características desejáveis, alguns "efeitos colaterais" podem ocorrer. Por exemplo, as modificações nas propriedades bioquímicas da madeira como o teor de lignina, embora importante para as indústrias de polpa e celulose, pode ocasionar em problemas na estrutura física da planta, visto que a lignina é um dos principais componentes na construção da parede celular vegetal. Outro temor referente ao cultivo de PGMs é transferência dos genes exógenos inseridos nas plantas transgênicas para as espécies selvagens e sexualmente compatíveis (BORÉM, 2001). Devido ao cultivo de plantas florestais ser feito em grandes áreas, a quantidade de pólen e de sementes produzidas é grande, o que facilita sua dispersão e favorece o processo de propagação dos genes exógenos (TZFIRA et al., 1998).

No cenário dos biocombustíveis, o aumento constante da população e o crescente desenvolvimento industrial, elevam a necessidade e a demanda por energia. Aliado a isso, a preocupação com o aquecimento global e a dependência de combustíveis fósseis aumentam cada vez mais. Tal preocupação deve-se ao fato das fontes de combustíveis fósseis serem finitas e a queima desses combustíveis emitirem gases que contribuem para o efeito estufa. Assim, a produção sustentável de combustíveis torna-se fundamental para diminuir os impactos ambientais causados pelos combustíveis fósseis e atingir a demanda mundial (ROBAK; BALCEREK, 2018).

Dentre os biocombustíveis produzidos, o principal é o bioetanol. Em especial, a produção de etanol de segunda geração (2G) mostra-se promissora, pois utiliza como matéria-prima resíduos agroindustriais, com o bagaço da cana, palha de milho ou resíduos das indústrias madeireiras e de papel (CHERUBINI, 2010; SLUITER et al., 2010). Entretanto, o processo de produção do etanol 2G é mais complexo quando comparado ao de primeira geração (1G) devido a necessidade de pré-tratamentos para a liberação dos monômeros de açúcar para a fermentação (ALMEIDA et al., 2011; MORENO et al., 2015).

Um dos maiores empecilhos na produção de bioetanol utilizando biomassa lignocelulósica é a dificuldade na degradação desse material (HADAR 2013). Devido a isso, a aplicação de processos de pré-tratamentos é necessário para a obtenção de açúcares fermentescíveis (MORENO et al., 2015), no entanto, tais processos geram inibidores de fermentação (ALMEIDA et al., 2007; MILLS et al., 2009), como aldeídos (furfural e hidroximetil furfural), produtos da degradação da lignina (compostos fenólicos) e orgânicos (ácido acético) (FRANDEN et al., 2013; YANG et al., 2014). Esses inibidores, por sua vez, afetam a viabilidade celular de microrganismos, diminuindo a taxa de metabolização da glicose e, consequentemente, reduzindo a quantidade de bioetanol produzido (KÁDÁR et al., 2007; GU et al., 2015; TODHANAKASEM et al., 2015).

Além disso, fatores como a baixa tolerância dos microrganismos a elevadas concentrações de álcool e assimilação de diferentes açucares, ainda são dificuldades encontradas na produção de etanol (LUHE et al., 2011; NIELSEN et al., 2017; LOPES et al., 2017). Desta maneira, a aplicação de ferramentas da biotecnologia moderna como melhoramento genético, é fundamental na busca pela otimização do processo de produção do bioetanol 2G.

Vários são os estudos que buscam melhorar os microrganismos utilizados na produção de etanol 2G afim de otimizar as variáveis do processo, como a tolerância a etanol, ácidos e aldeídos (furfural e hidroximetil furfural), além da conversão de açúcares (LUHE et al., 2011; YE et al., 2013; LOPES et al., 2017; HUANG et al., 2018). Esses estudos são importantes, pois como mencionado, o processo de produção do etanol 2G utiliza como matéria-prima resíduos agroindustriais e devido a esse fator, a produção desse álcool não necessita do aumento das áreas cultiváveis com culturas energéticas, além de não competirem com o mercado de alimentos (NIGAM; SINGH, 2011). Assim, otimizar o processo pode possibilitar o uso mais eficiente das matérias-primas, aumentar a produtividade e tornar o bioetanol cada vez mais comercialmente competitivo em relação ao etanol proveniente do petróleo.

As mudanças causadas pela biotecnologia moderna, como demonstrado anteriormente, trouxeram tanto pontos positivos quanto pontos negativos, assim, sua aplicação de forma equilibrada é fundamental para a evolução das áreas onde essa é aplicável.

Implicações da biotecnologia moderna na saúde humana

A evolução e aplicação da biotecnologia moderna implica positivamente no desenvolvimento de vários produtos e processos, porém, em contrapartida, também gera questionamentos sobre seus riscos negativos. Especialmente na saúde humana, os efeitos gerados em outros campos de estudos, como por exemplo, na agricultura, podem influenciar tanto de forma positiva, como negativa nos aspectos relacionados a essa área (SILVA, 2015).

No campo agronômico, a transformação genética de plantas permitiu introduzir como ponto positivo a saúde humana, por exemplo, o aumento nutricional dos alimentos e produção de fármacos e, como ponto negativo, há um receio com a segurança alimentar (ALVES, 2004; CREMONEZI, 2009). Nesse sentindo, o aumento nutricional dos alimentos poderia proporcionar uma alimentação mais nutritiva as pessoas, podendo diminuir gastos com suplementação alimentar. Entretanto, há uma preocupação sobre a segurança do consumo desses alimentos, pois devido haver a inserção de genes exógenos, pode ocorrer, por exemplo, a produção de composto alérgicos que anteriormente não eram produzidos. Do mesmo modo, devido a maioria das plantas transgênicas possuírem genes de resistência a antibióticos, existe a preocupação com a transferência desses genes para outros organismos, como por exemplo, as bactérias que infectam humanos. Nesse caso, as bactérias que recebessem esses genes iriam conferir resistência a antibióticos, além de transferir essa característica para outras bactérias, podendo tornar-se um problema sério para a saúde (SILVA, 2015).

Na medicina, a biotecnologia foi fundamental para o surgimento de novos fármacos e vacinas, fabricação de dispositivos biomédicos inovadores, criação de exames médicos não invasivos, aplicação da edição genética para a cura de doenças genéticas, criação de probióticos, novas terapias para câncer, produção de anticorpos monoclonais, produção de biosensores, aplicação de chips de DNA, uso da reação em cadeia da polimerase, sondas de DNA, dentre outros. Essas novas tecnologias foram cruciais para a introdução de novos modos de diagnosticar, tratar e prevenir doenças (DE OLIVEIRA, 2006; GARTLAND; GARTLAND, 2018; KERRY et al., 2018).

Mesmo com todos os benefícios possibilitados pela biotecnologia, algumas técnicas, como fecundação *in vitro* e a medicina preditiva, trazem consigo muitas questões bioéticas discutíveis. No caso da fecundação *in vitro*, embora o intuito seja promover a geração de uma criança, questões como a geradora da criança, ou seja, a fecundação *in vitro* para se obter bebês perfeitos, ou seja, com as características desejadas pelos pais (ADORNO, 1994).

No campo de diagnóstico, a engenharia genética trouxe a possibilidade de identificar barriga de aluguel, não querer entregar o bebê, bem como, o que fazer no caso de gravidez gemelar onde a segunda criança não é desejada são alguns questionamentos bioéticos discutidos (MAFTUM et al. 2004). Outro tema discutido é a aplicação das doenças de forma cada vez mais precoce, como é o objetivo da medicina preditiva (SADOCK et al., 2016). Com a possibilidade de detectar problemas ainda na gestação, a medicina preditiva sustenta a aplicação do aborto terapêutico (FORTES, 2000), entretanto, esse procedimento é complexo, pois se por um lado a detecção de doenças de forma precoce pode aumentar as chances de vida do feto e melhorar a saúde do mesmo ao nascer, por outro lado, ela abre espaço para discutir sobre a interrupção ou não da gestação (MAFTUM et al., 2004).

As questões de saúde relacionadas com os transgênicos, além das questões bioéticas aqui citadas, são alguns exemplos das implicações que a biotecnologia moderna trouxe a área medicinal.

Consideração finais

O surgimento da biotecnologia moderna revolucionou muitas áreas do conhecimento, como a medicinal e ambiental. A aplicação de suas técnicas, permitiu o desenvolvimento de novos produtos, processos e tecnologias. Assim, como relatado nos tópicos desse capítulo, a revolução causada pela biotecnologia moderna trouxe consigo muitos benefícios, porém, agregou vários questionamentos sobre seus impactos ambientais, na saúde humana e bioéticos. Deste modo, considerando a importância da biotecnologia moderna para as áreas citadas, seu uso deve ser feito de forma equilibrada, onde os pontos negativos não sobressaem os positivos.

REFERÊNCIAS

ADORNO, R. El Derecho frente a la Nueva Eugenesia; la Selección de Embriones Envitro. **Revista Chilena de Derecho**, v. 21, p. 321-328, 1994.

ALMEIDA, J. R. M. et al. Stress-related challenges in pentose fermentation to ethanol by the yeast Saccharomyces cerevisiae. **Biotechnology journal**, v. 6, n. 3, p. 286-99, 2011.

ALMEIDA, J. R. M. et al. Increased tolerance and conversion of inhibitors in lignocellulosic hydrolysates by Saccharomyces cerevisiae. **Journal of chemical technology and biotechnology**, v. 82, n. 4, p. 340-349, 2007.

ALVES, G. S. A biotecnologia dos transgênicos: precaução é a palavra de ordem. **Holos**, v. 2, 2004.

BORÉM, A. A história da biotecnologia. **Biotecnologia Ciência & Desenvolvimento**, v. 34, n. 1, p. 10-12, 2005.

BORÉM, A. Escape gênico & transgênicos. **Bio technologia**, v. 4, n. 1, p. 10-12, 2001.

CHERUBINI, F. The biorefinery concept: Using biomass instead of oil for producing energy and chemicals. **Energy Conversion and Management**, v. 51, n. 7, p. 1412-1421, 2010.

CONVENTION ON BIOLOGICAL DIVERSITY. 1992. Disponível em: <http://www.cbd.int/>. Acesso em: 3 set. 2018.

CREMONEZI, S. M. N. **Avaliação de impactos ambientais e alimentares de plantas geneticamente modificadas (PGM)**: uma proposta metodológica. Tese/dissertação – Embrapa Meio Ambiente, 2009.

DE OLIVEIRA, V. K. S. Principais aplicações da biotecnologia na medicina. **Revista Eletrônica de Farmácia**, v. 3, n. 2, 2006.

FALEIRO, F. G.; DE ANDRADE, S. R. M.; DOS REIS JUNIOR, F. B. Biotecnologia: estado da arte e aplicações na agropecuária. **Embrapa Cerrados-Livro técnico (INFOTECA-E)**, 2011.

FORTES, P. A. C. de. Critérios éticos em microalocação de escassos recursos em saúde. **Mundo saúde (Impr.)**, v. 24, n. 6, p. 543-51, 2000.

FRANDEN, M. A. et al. Inhibition of growth of Zymomonas mobilis by model compounds found in lignocellulosic hydrolysates. **Biotechnology for biofuels**, v. 6, n. 1, p. 99, 2013

GARTLAND, K. M. A. G.; JILL, S. Opportunities in biotechnology. **Journal of biotechnology**, v. 17, n. 3, p. 110-112, 2018.

GOLLE, D. P. et al. Melhoramento florestal: ênfase na aplicação da biotecnologia. **Ciência rural**, v. 39, n. 5, 2009.

GRATTAPAGLIA, D. Melhoramento de Eucalyptus: híbridos, clonagem e marcadores moleculares. **Palestra**, v. 20, n. 3, p. 110-112, 2008.

GU, H.; ZHANG, J.; BAO, J. High tolerance and physiological mechanism of Zymomonas mobilis to phenolic inhibitors in ethanol fermentation of corncob residue. **Biotechnology and bioengineering**, v. 112, n. 9, p. 1770-1782, 2015.

HADAR, Y. Sources for lignocellulosic raw materials for the production of ethanol. In: **Lignocellulose conversion**. Springer, Berlin, Heidelberg, 2013. p. 21-38.

HUANG, S. et al. Furfural-tolerant Zymomonas mobilis derived from error-prone PCR-based whole genome shuffling and their tolerant mechanism. **Applied microbiology and biotechnology**, v. 102, n. 7, p. 3337-3347, 2018.

KÁDÁR, Z. et al. Ethanol fermentation of various pretreated and hydrolyzed substrates at low initial pH. **Applied biochemistry and biotechnology**, v. 137, n. 1-12, p. 847-858, 2007.

KERRY, R. G. et al. Benefaction of probiotics for human health: A review. **Journal of food and drug analysis**, 2018.

LOPES, D. D. et al. Influence of genetic background of engineered xylose-fermenting industrial Saccharomyces cerevisiae strains for ethanol production from lignocellulosic hydrolysates. **Journal of industrial microbiology & biotechnology**, v. 44, n. 11, p. 1575-1588, 2017.

LUHE, A. L. et al. Increase of ethanol tolerance of Saccharomyces cerevisiae by error-prone whole genome amplification. **Biotechnology letters**, v. 33, n. 5, p. 1007-1011, 2011.

MAFTUM, M. A.; AZEVEDO MAZZA, V. M.; CORREIA, M. M. A biotecnologia e os impactos bioéticos na saúde. **Revista Eletrônica de Enfermagem**, v. 6, n. 1, 2004.

MILLS, T. Y. S.; NICHOLAS, R.; GILL, R. T. Cellulosic hydrolysate toxicity and tolerance mechanisms in Escherichia coli. **Biotechnology for biofuels**, v. 2, n. 1, p. 26, 2009.

MORENO, A. D. et al. A review of biological delignification and detoxification methods for lignocellulosic bioethanol production. **Critical reviews in biotechnology**, v. 35, n. 3, p. 342-354, 2015.

NIELSEN, F. et al. Sequential Targeting of Xylose and Glucose Conversion in Fed-Batch Simultaneous Saccharification and Co-fermentation of Steam-Pretreated Wheat Straw for Improved Xylose Conversion to Ethanol. **BioEnergy Research**, v. 10, n. 3, p. 800-810, 2017.

NIGAM, P. S.; SINGH, A. Production of liquid biofuels from renewable resources. **Progress in Energy and Combustion Science**, v. 37, p. 52-68, 2011.

ROBAK, K.; BALCEREK, M. Review of Second Generation Bioethanol Production from Residual Biomass. **Food Technology & Biotechnology**, v. 56, n. 2, 2018.

SADOCK, B. J.; SADOCK, V. A.; R, P. **Compêndio de Psiquiatria**: Ciência do Comportamento e Psiquiatria Clínica. Artmed Editora, 2016.

SILVA, C. C. M. da. **Os transgênicos e as políticas em saúde nos últimos dez anos**: um estudo de revisão. Curitiba: Universidade Federal do Paraná, 2015.

SLUITER, J. B. et al. Compositional analysis of lignocellulosic feedstocks. 1. Review and description of methods. **Journal of Agricultural and Food Chemistry**, v. 58, p. 9043-9053, 2010.

STUDART-GUIMARÃES, C.; LACORTE, C.; BRASILEIRO, A. C. M. Transformação genética em espécies florestais. **Ciência Florestal**, v. 13, n. 1, p. 131-136, 2003.

TODHANAKASEM, T. et al. Fermentation of rice bran hydrolysate to ethanol using Zymomonas mobilis biofilm immobilization on DEAE-cellulose. **Electronic Journal of Biotechnology**, v. 18, n. 3, p. 196-201, 2015.

TZFIRA, T.; ZUKER, A.; ALTMAN, A. Forest-tree biotechnology: genetic transformation and its application to future forests. **Trends in biotechnology**, v. 16, n. 10, p. 439-446, 1998.

VERMA, A. S. et al. Biotechnology in the realm of history. **Journal of Pharmacy and Bioallied Sciences**, v. 3, n. 3, p. 321, 2011.

VICTORINO, V. I. P. A revolução da biotecnologia: questões da sociabilidade. **Tempo social**, v. 12, n. 2, p. 129-145, 2000.

YANG, S. et al. Insights into acetate toxicity in Zymomonas mobilis 8b using different substrates. **Biotechnology for biofuels**, v. 7, n. 1, p. 140, 2014.

YE, L. et al. Improved acid tolerance of Lactobacillus pentosus by error-prone whole genome amplification. **Bioresource technology**, v. 135, p. 459-463, 2013.

YRINA, A. N. et al. Mitochondrial superoxide dismutase and Yap1p act as a signaling module contributing to ethanol tolerance of the yeast Saccharomyces cerevisiae. **Applied and environmental microbiology**, v. 83, n. 3, p. e02759-16, 2017.

PLANO DE GERENCIAMENTO DE RESÍDUOS DE SERVIÇOS DE SAÚDE (PGRSS) EM FARMÁCIAS E DROGARIAS

Vanderson Ramos Mafra
Guilherme Nobre Lima do Nascimento
Helber Lopes de Oliveira

Introdução

Todos os processos relacionados à promoção da saúde geram resíduos. Resíduos estes, que que merecem atenção por serem fontes de possíveis contaminações químicas, biológicas e radioativas (BRASIL, 2014).

Para realizar suas atividades, uma farmácia ou drogaria gera quantidades significativas de resíduos sólidos. Devido a isto, estes estabelecimentos possuem a obrigação de elaborar e praticar um Plano de Gerenciamento de Resíduos Sólidos – PGRS para assegurar que os resíduos gerados sejam designados ao tratamento apropriado e não ocasionem impactos ambientais ou na saúde pública (OLIVEIRA, 2017).

Para tanto, o PGRSS, abrange todas as etapas (segregação, acondicionamento, armazenamento, coleta, transporte, tratamento e disposição final) e deve possuir embasamento técnico-científico, normativo e legal, visando customizar o gerenciamento de resíduos e, por conseguinte, proporcionar aos resíduos gerados, um encaminhamento seguro, eficiente e preocupado com o meio ambiente (BRASIL, 2004).

Embora as farmácias comunitárias não gerem resíduos em grande quantidade, o PGRRS se faz necessário para o monitoramento adequado de medicamentos que são descartados (avariados, fora de validade entre outros. A exigência da elaboração do PGRRS foi regulamentada pelo art. 20 da Lei Federal nº 12.305, de 2 de agosto de 2010 que institui a Política Nacional de Resíduos Sólidos – PNRS (BRASIL, 2010).

O objetivo do PGRRS é implementar medidas que permitam minimizar a produção dos resíduos de serviços da saúde, além de promover sua seleção, manuseio, coleta e destinação final adequada destes componentes de acordo com a resolução RDC nº 306/2004 (BRASIL, 2004), além de minimizar os riscos qualitativo e quantitativamente, reduzindo os resíduos perigosos e cumprindo a legislação referente à saúde e ao meio ambiente e definir medidas de segurança e saúde para o trabalhador e para terceiros envolvidos direta e indiretamente, visando seu bem-estar e preservação do meio-ambiente, além da saúde pública e recursos naturais.

Procedimentos para elaboração de um PGRS

Para iniciar um PGRSS é necessário identificar os resíduos gerados segundo a sua classificação, bem como a sua quantidade. Essa classificação objetiva destacar a composição desses resíduos segundo as suas características biológicas, físicas, químicas, estado da matéria e origem, para seu manejo seguro. A classificação adotada é baseada na Resolução RDC da ANVISA nº. 306 de 7 de dezembro de 2004, Resolução CONAMA nº. 358, de 29 de abril de 2005 e na RDC 222 de 28 de março de 2018. No quadro 1, estão descrito os resíduos que possivelmente são gerados em farmácias e drogarias.

Quadro 1 – Identificação de risco pelo grupo de identificação

Identificação	Risco
Grupo A 	– Risco biológico.
Grupo B 	– Resíduos químicos.
Grupo C 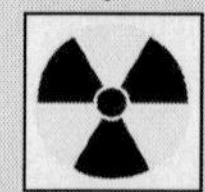	– Risco radiológico.
Grupo D 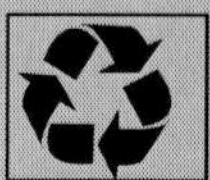	– (Resíduos domésticos) – Não oferece risco.
Grupo E 	– (Resíduos Perfuro cortantes) – Risco biológico.

Os principais resíduos gerados em farmácias pertencem ao grupo B e E onde são produzidos em torno de 500mg a 2kg por semana e ao grupo D de 5 kg a 50 kg por semana (lixo comum) dependendo do porte da empresa.

Após a identificação dos resíduos gerados o profissional deve ter cuidado com a fase de segregação dos resíduos de serviços de saúde que consiste na separação ou seleção apropriada dos resíduos, na sua unidade geradora (AUREA, 2016). Devem ser acondicionados e segregados de acordo com as exigências da RDC 306/2004 e RDC 222 de 28 de março de 2018 (BRASIL, 2004, 2018). Onde, as embalagens secundárias não contaminadas pelo produto devem ser fisicamente descaracterizadas e acondicionadas como resíduos do grupo D. As embalagens contaminadas devem ser tratadas da mesma forma que a substância que a contaminou.

Deve ser providenciada a identificação adequada de forma a permitir o reconhecimento dos resíduos contidos nas embalagens e recipientes, fornecendo informações ao correto manejo dos RSS.

A coleta e o transporte interno consistem no recolhimento e remoção dos resíduos da unidade geradora até o local de armazenamento temporário, com objetivo de apresentação para a coleta e transporte externo (COSTA; FONSECA, 2009).

É necessário grande atenção aos resíduos do grupo E nos quais são acondicionados em recipientes (figura1) especialmente projetados para o descarte dos resíduos infectantes que apresentam elevados riscos de acidentes, pois é resistente a punção, seladas e com uma única abertura na parte superior por onde são abastecidos os resíduos sem que seja possível retirá-los.

Figura 1 – Caixa de coleta de resíduos pertencentes ao grupo E

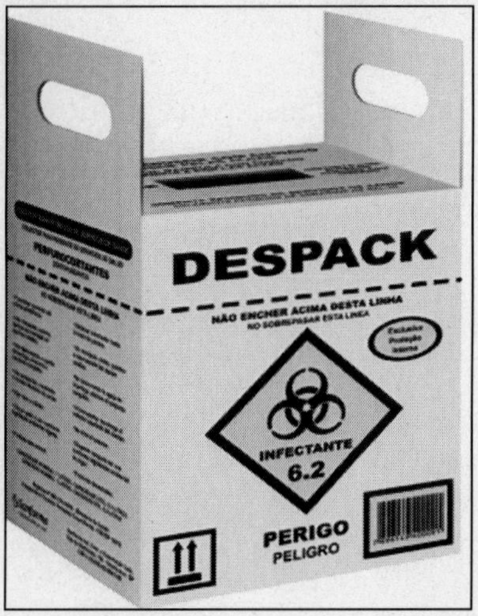

A coleta e transporte externos consistem nas operações de remoção e transporte dos RSS, de forma planejada e exclusiva, onde são coletados pela empresa responsável mensalmente (BRASIL, 2004).

NOTA: Medicamentos vencidos e avariados são acondicionados em basquetas com tampas e retirados da drogaria todo mês, levando em consideração o cronograma, com notas fiscais, onde são enviados para empresa responsável pela coleta. Os resíduos do Grupo D são coletados diariamente pelo sistema de coleta local.

A Disposição final consiste na disposição dos RSS, geralmente no solo, associados a um determinado tratamento prévio que impeça a disseminação de agentes patogênicos ou de qualquer outra forma de contaminação, garantindo-se a proteção da saúde e qualidade do meio ambiente. A Disposição Final dos resíduos dos Grupos B será realizada por empresa licenciada pelo SLU contratada pela farmácia (COSTA; FONSECA, 2009).

O procedimento de controle de insetos deverá ser realizado trimestralmente por empresa contratada. A limpeza do ambiente deve ocorrer diariamente, ao término do atendimento ao cliente, com limpeza do balcão, utilizando flanelas e álcool em gel. O banheiro deve ser higienizado, utilizando-se detergentes e desinfetantes em quantidades que satisfaçam a limpeza do ambiente.

Conclusão

Para elaboração e PGRRS é necessário conter todas as informações (seleção do tipo de resíduo gerado, segregação, acondicionamento, transporte interno/ externo, armazenamento, coleta e transporte) de maneira detalhada como o nome da empresa de coleta dos resíduos com o anexo do contrato de prestação de serviço.

O PGRS deve ser elaborado por um profissional qualificado que disponha de todas as competências para o desenvolvimento do trabalho e que esteja registrado no Conselho regional de Farmácia.

REFERÊNCIAS

AUREA. **Plano de Gerenciamento de Resíduos de Saúde** – PGRSS. 22 de março de 2016. Disponível em: <https://farmaceuticodigital.com/2016/03/plano-de-gerenciamento-de-residuos-de.html>. Acesso em: mar. 2018.

CONSELHO NACIONAL DE MEIO AMBIENTE (CONAMA). Resolução 358, de 29 de abril de 2005. Dispõe sobre o Tratamento e a Disposição Final dos Resíduos de Serviços de Saúde, e dá outras providências. **Diário Oficial da União**, de 04 maio de 2005. Acesso em: 1 jul. 2008.

COSTA, W. M.; FONSECA, M. C. G. A importância do gerenciamento dos resíduos hospitalares e seus aspectos positivos para o meio ambiente. **Hygeia** v. 5, n. 9, p. 12-31, dez. 2009.

BRASIL. ANVISA – Agência Nacional de Vigilância Sanitária. Resolução da Diretoria Colegiada – RDC nº 306, de 7 de dezembro de 2004. Dispõe sobre o Regulamento Técnico para o gerenciamento de resíduos de serviços de saúde. **Diário Oficial da União**, de 10 de dezembro de 2004. Brasília: ANVISA.

BRASIL. ANVISA – Agência Nacional de Vigilância Sanitária. Resolução da Diretoria Colegiada - RDC 222 de 28 de março de 2018. Regulamenta as Boas Práticas de Gerenciamento dos Resíduos de Serviços de Saúde e dá outras providências. **Diário Oficial da União**, de 28 de março de 2018. Brasília: ANVISA.

BRASIL. Lei nº 12.305, de 2 de agosto de 2010. Institui a Política Nacional de Resíduos Sólidos; altera a Lei nº 9.605, de 12 de fevereiro de 1998; e dá outras providências. **Diário Oficial da União**, de 03 de agosto de 2010.

BRASIL. Ministério da Saúde. Secretaria de Vigilância em Saúde. Departamento de Vigilância em Saúde Ambiental e Saúde do Trabalhador. **Plano de Contingência para Emergência em Saúde Pública por Agentes Químico, Biológico, Radiológico e Nuclear**. Departamento de Vigilância em Saúde Ambiental e Saúde do Trabalhador – Brasília: Ministério da Saúde, 2014. 48 p.

OLIVEIRA, F. **A importância do Plano de Gerenciamento de Resíduos Sólidos – PGRS**. 25 de maio de 2017. Disponível em: <https://pt.linkedin.com/pulse/ import%C3%A2ncia-do-plano-de-gerenciamento-res%C3%ADduos-s%C3%B3lidos-oliveira>. Acesso em: mar. 2018.

A QUESTÃO AMBIENTAL DA HANSENÍASE

Tiago Veloso Neves
José Gerley Díaz Castro

Introdução

A hanseníase é uma doença infectocontagiosa, causada pelo *Mycobacterium leprae*. Apesar de ser popularmente conhecida como uma doença de pele, ela é na verdade uma doença do nervo periférico com repercussões cutâneas, ou seja, as manchas hansênicas são uma alteração de caráter secundário. Um dos mitos frequentemente propagados sobre a hanseníase é que ela pode ser transmitida pelo contato físico (pelo toque, saliva, ou outros fluidos corporais), o que não procede. A hanseníase é transmitida pelas vias aéreas superiores, ou seja, pelo ar, por pacientes doentes que não estejam sendo tratados com os medicamentos apropriados. Porém esse contágio exige convívio íntimo e prolongado (leia-se "morar junto, debaixo do mesmo teto") e predisposição genética, pois considera-se que 90% da população seja imune ao bacilo (BRASIL, 2017). O Brasil é um dos países que mais detecta pacientes de hanseníase no mundo. Em 2016 apresentou uma taxa de detecção de casos novos de 12,2/100.000 habitantes. Portanto, representa um problema de Saúde Pública.

Apesar da transmissão necessitar do elemento humano e já ser longamente conhecida cientificamente, existem crenças populares e novas hipóteses científicas que propõem outras possibilidades, voltadas para o ambiente natural. Por isso, nas próximas linhas pretendemos lançar uma discussão sobre a seguinte questão: existe uma questão do ambiente natural que seja decisiva na transmissão da hanseníase?

Hanseníase: manejo e perspectivas

Mundialmente, os países mais endêmicos em hanseníase são Índia, Brasil e Indonésia. Em 2014 esses 3 países representaram 81% dos casos novos detectados em todo o mundo. Em 2016 foram detectados 135.485 casos novos na Índia, 25.218 no Brasil e 16.826 na Indonésia (ORGANIZAÇÃO MUNDIAL DA SAÚDE, 2016; WHO, 2017). Ao observar isoladamente a ocorrência da hanseníase nesses 3 países é possível fazer uma associação lógica: a hanseníase é favorecida pelo clima quente, e deve ser dependente deste fator. Porém, é necessário lembrar que o primeiro registro dessa doença consta no Nei Ching, o Livro do Imperador Amarelo, um milenar compêndio de Medicina Tradicional Chinesa e um dos primeiros livros escritos sobre o assunto. Nesse livro existe uma doença descrita como "li-feng", uma doença que provoca paralisia grave, queda de sobrancelhas, nódulos, ulcerações, dormências, mudanças na cor da pele e desabamento de nariz (OPROMOLLA, 1981). Além disso, o Mycobacterium leprae foi descoberto na Europa, por um cientista alemão chamado Amauer Hansen, que deu seu nome à doença. Em menor escala, a trajetória histórica da hanseníase no Brasil também demonstra que a hanseníase não está necessariamente vinculada a lugares quentes, pois as regiões Sul e Sudeste concentraram diversos leprosários e hospitais-colônia na época do isolamento dos pacientes de hanseníase (POORMAN, 2008; CANÇADO et al., 2009; MELLAGI; MONTEIRO, 2009) . O isolamento, promovido pelo governo brasileiro e pela sociedade científica na época, na contramão do que vinha sendo preconizado internacionalmente (POORMAN, 2008), reforçou o estigma e o preconceito contra os pacientes de hanseníase. Além disso, favoreceu uma outra crença sobre a transmissão da hanseníase, qual seja, que a hanseníase era de transmissão até mesmo pelos objetos. Ex-internos de leprosários e hospitais-colônia do Brasil relatam que, uma vez estando internados, o único contato que tinham com seus familiares era por meio de cartas, cuidadosamente desinfetadas antes de serem enviadas (MELLAGI; MONTEIRO, 2009). O documentário "Memórias do Isolamento", disponível no YouTube, ilustra um pouco do pavor e aversão com os quais eram tratados os pacientes de hanseníase no período do isolamento compulsório, fazendo com que mesmo depois de abolido o isolamento, muitos indivíduos preferissem permanecer nos seus hospitais-colônia.

Com o período do isolamento consolidou-se a ideia da contaminação "agressiva" dos objetos, motivada tanto pelo estigma da hanseníase, erroneamente denominada outrora e ainda hoje como "lepra" (POORMAN, 2008; CURI; FIGUEIREDO, 2012) em diversos lugares, quanto pelo temor popular por diversas doenças de natureza contagiosa. Entretanto, o temor e o preconceito contra a hanseníase são exponencialmente mais contagiosos do que essa doença. Mesmo nos serviços de saúde, comportamentos vindos dos próprios profissionais de saúde ilustram estes receios, pois chegam a escaldar os copos onde pacientes de hanseníase bebem água. Em Palmas, após a morte de um senhor que morava na zona rural que teve hanseníase, seus filhos e netos resolveram queimar o casebre em que ele vivia, pois acreditavam que o contato com as roupas, colchão, roupa de cama, e etc. era o que fazia com que continuassem surgindo novos casos na família. Mas na comunidade científica já há muito tempo que essa ideia é considerada como não procedente. Porém, surgiram novas hipóteses que vêm sendo discutidas ou que são rejeitadas, mas volta e meia vêm à tona. Uma delas diz respeito à água (HOLANDA et al., 2016).

Holanda et al. (2016) encontraram associação estatística entre regiões com concentração de grandes fontes de água (rios, lagos, e assim por diante) e a presença de pessoas portadoras de hanseníase, bem como a presença dos bacilos na água consumida, portando as mesmas características genéticas dos bacilos encontrados em biópsias de pacientes de hanseníase da mesma região. Contudo, apesar de valiosa, a associação estatística deve ser analisada com cautela, especialmente quando provinda de estudos transversais. É perfeitamente plausível que haja mais pacientes portadores de hanseníase habitando ao redor de grandes fontes de água, porque há mais seres humanos de maneira geral fazendo o mesmo. Se há uma informação básica para se recordar das aulas de História Antiga, é que as primeiras civilizações surgiram, cresceram e prosperaram à margem de grandes fontes de água. Na história contemporânea muitas cidades nasceram e continuam nascendo nos entornos de grandes fontes de água pelo mesmo motivo. Sobre a correspondência genética dos bacilos encontrados na água e nos indivíduos do local, uma boa pergunta a se fazer seria: seria a água uma fonte de transmissão de hanseníase, ou simplesmente outro elemento do meio ambiente que está exposto aos bacilos que são liberados diariamente das vias aéreas dos pacientes de hanseníase? Portanto, é provável que presença de um maior número de pessoas com hanseníase próximo às fontes de água se deva não à água como meio de transmissão, mas sim ao fato de haver um maior número de pessoas no geral. Além disso, há locais com escassez de água que também são endêmicos em hanseníase. Mas a hipótese da transmissão por meio de elementos da natureza apresenta ainda outras vertentes.

Seria a hanseníase uma doença de transmissão zoonótica, tal como dengue ou malária? Um estudo (SILVA et al., 2018) realizado na região amazônica do Pará com integração de pesquisadores brasileiros e estrangeiros lançou uma hipótese sobre isso: algumas espécies de tatu seriam potenciais transmissores da hanseníase, o que vai de encontro à crença popular presente em várias regiões, especialmente na Região Norte do Brasil. Mas como isso foi constatado? Foram coletados 16 espécimes de tatus, que foram sacrificados e tiveram seus fígados e baços examinados para verificar a presença de *M. leprae*, por meio de sorologia anti-PGL-I. Constatou-se que 62% (10/16) dos tatus examinados tinham sorologia positiva para M. leprae. Paralelamente, foram avaliados 146 indivíduos provindos das mesmas comunidades de onde foram capturados os tatus, por meio de exame clínico. Destes, apenas 7 foram considerados portadores de hanseníase, mas todos os pacientes fizeram sorologia anti-PGL-I e foram questionado sobre hábitos alimentares relacionados aos tatus (caçar, manusear/preparar/cozinhar, comer ou não comer carne de tatus). Esse processo resultou em uma série de gráficos interessantes, que podem ser visualizados abaixo (Figura 1).

Nos gráficos é possível perceber que caçar (Gráfico A) e/ou manusear tatus (Gráfico B), a despeito do significativo risco de contaminação ao manipular sangue e outros fluidos dos tatus sem proteção, tal como é típico naquela região, não apresentou diferença estatística relevante sobre a sorologia anti-PGL-I. O consumo da carne de tatu, por outro lado, apresentou resultados antagônicos: quando se analisou a dicotomia comer/ não comer carne de tatu (Gráfico C), não houve diferença estatística entre um grupo e outro. Contudo, quando foi diferenciada a frequência desse consumo (Gráfico D), a diferença foi significativa. Isso sugeriria que, aqueles que se alimentam de carne de tatu mais de uma vez por mês têm um risco bem maior de desenvolverem hanseníase.

Figura 1 – relação entre exposição a tatus em diversos níveis, e sorologia anti-PGL-I

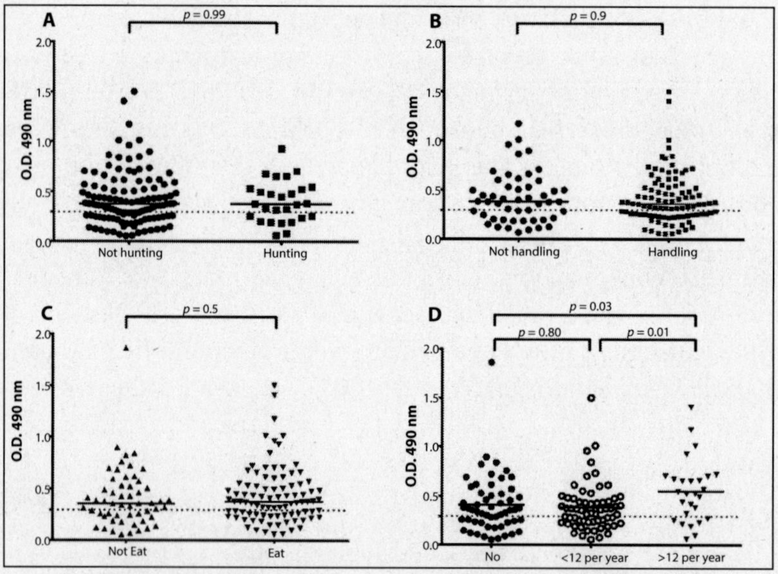

Fonte: SILVA, M. B. et al. Evidence of zoonotic leprosy in Pará, Brazilian Amazon, and risks associated with human contact or consumption of armadillos. **PLoS Negl Trop Dis**, v. 12, n. 6, p. 1-19, 2018.

Porém, há questões que devem ser analisadas a partir destes resultados. Uma delas é o próprio antagonismo entre os gráficos C e D. Além disso, certo cuidado deve ser tomado ao se analisar estudos observacionais de caráter transversal, tal como este (SILVA, 2016): eles são muito úteis na formulação de hipóteses, mas não são utilizáveis para inferir causalidade, apenas associação entre fatores de risco.

Há ainda que se levar em conta outra coisa: em contato pessoal com o Dr. John Spencer, um dos autores do estudo, foi questionada a renda dos participantes. Ele respondeu prontamente que eram, em sua maioria, de baixa renda. Acrescentou que, por vezes, alguns dos participantes moravam em casas onde habitavam cerca de 5 moradores por cômodo. Ou seja, havia uma condição importante de insalubridade naquele contexto, e isso pode ser um fator muito mais relevante na transmissão da hanseníase do que a presença do que o consumo da carne destes animais. Para aqueles que persistem em suspeitar que o pequeno quadrúpede é um potencial perpetuador da cadeia de transmissão da hanseníase, caberia ainda perguntar-se: onde está o importante papel do mesmo na transmissão da hanseníase em regiões onde não é culturalmente regular o consumo da carne desses animais? A relação direta entre haver endemia em regiões brasileiras onde se come carne de tatu tem tanta lógica de causalidade quanto afirmar que o conjunto arroz+feijão causa câncer, afinal a maior parte dos brasileiros portadores de câncer de qualquer natureza provavelmente tiveram uma dieta de arroz e feijão.

Eis então a mais relevante questão ambiental da hanseníase: o convívio e a insalubridade da moradia.

O Mycobacterium leprae é um bacilo de alta infectividade e baixa patogenicidade, por isso é necessário que um indivíduo fique muito tempo exposto ao bacilo e que acumule uma grande carga bacilar para que possa, enfim, adquirir a doença. Além disso, é necessário levar em conta que é necessário ser geneticamente predisposto para a infecção, ou seja, ter nascido imunologicamente incompetente contra o M. leprae. Pensando nisso, qual grupo reúne o convívio domiciliar e a semelhança genética? A família. O âmbito familiar é o meio de exposição tido como mais importante na cadeia de transmissão da hanseníase, por isso, tal como frisa o Dr. Jaison Antônio Barreto nas suas aulas e capacitações, "é necessário entender a hanseníase como uma doença da família". Mas não seria possível contrair hanseníase em outros ambientes? Hipoteticamente, sim. Outros ambientes com característica de aglomeração poderiam ser favoráveis à transmissão dessa doença, como alojamentos de quartéis militares, presídios (VIJAYAKUMARAN, 1996) e, baseado na mesma lógica, possivelmente galpões de fazenda também. Isso talvez ajude, por conseguinte, a elucidar porque normalmente o número de homens portadores de hanseníase costuma ser maior, de maneira geral (LANA et al., 2008; GONÇALVES; SAMPAIO; ANTUNES, 2009; ALVES et al., 2010; BUDEL et al., 2011; FINEZ; SALOTTI, 2011; PORICHHA et al., 2011; WHO, 2016).

A aglomeração também explica o fato de a hanseníase ser mais comum em regiões mais vulneráveis, bem como em áreas periféricas dos municípios (MARCIANO et al., 2018). A aglomeração é, por si só, um determinante que aumenta a insalubridade de um ambiente. Coelho e Savassi (2004), ao elaborarem um instrumento para categorizar, no âmbito da Atenção Primária, as famílias de acordo com a severidade das condições que portam e a necessidade de atenção da equipe de saúde, conceberam a Classificação de Risco Familiar. Um dos itens mais influentes desse instrumento é a Relação Morador/cômodo, que, resumidamente, exprime que quanto mais moradores houverem por cômodo em uma mesma casa, maior é o risco em amplo sentido. A hanseníase é um dos agravos que pode ter sua transmissão e evolução facilitados por uma Relação Morador/cômodo inadequada e, de maneira geral, existe mais aglomeração nos domicílios das periferias.

Considerações finais

A questão ambiental da hanseníase está muito mais associada ao ambiente urbano do que as fontes naturais de contato com o M. leprae. Existem diversos pesquisadores investindo em tecnologias caras e em processos dispendiosos para identificar outras fontes de hanseníase, ou para prevenir novos casos de hanseníase. Porém, o processo mais importante no controle epidemiológico da hanseníase talvez seja a avaliação dos contatos, feita por um avaliador utilizando os próprios dedos, uma inspeção bem feita e os testes de sensibilidade pertinentes.

REFERÊNCIAS

ALVES, C. J. M.; et al. Avaliação do grau de incapacidade dos pacientes com diagnóstico de hanseníase em Serviço de Dermatologia do Estado de São Paulo. **Rev Soc Bras Med Trop.**, v. 43, n. 4, p. 460-461, 2010.

BRASIL. **Boletim Epidemiológico**: hanseníase. Secretaria de Vigilância em Saúde. Ministério da Saúde. Brasília: Ministério da Saúde, v. 49, n. 4, 2018.

______. Ministério da Saúde. Secretaria de Vigilância em Saúde. Departamento de Vigilância das Doenças Transmissíveis. **Guia prático sobre a hanseníase**. Ministério da Saúde, Secretaria de Vigilância em Saúde, Departamento de Vigilância das Doenças Transmissíveis. Brasília: Ministério da Saúde, 2017.

BUDEL, A. R.; et al. Perfil dos pacientes acometidos pela hanseníase atendidos no Ambulatório de Dermatologia do Hospital Evangélico de Curitiba. **An Bras Dermatol.**, v. 86, n. 5, p. 942-6, 2011.

COELHO, F. L. G.; SAVASSI, L. C. M. Aplicação de Escala de Risco Familiar como instrumento de priorização das Visitas Domiciliares. **RBMFC**, v. 1, n. 2, p. 19-26, 2004.

FINEZ, M. A.; SALOTTI, S. R. A. Identificação do grau de incapacidades em pacientes portadores de hanseníase através da avaliação neurológica simplificada. **J Health Sci Inst.**, v. 29, n. 3, p. 171-5, 2011.

GONÇALVES, S. D.; SAMPAIO, R. F.; ANTUNES, C. M. F. Fatores preditivos de incapacidades em pacientes com hanseníase. **Rev Saúde Pública.**, v. 43, n. 2, p.267-74, 2009.

HOLANDA, M. V. et al. Presence of Mycobacterium leprae genotype 4 in environmental waters in Northeast Brazil. **Rev Soc Bras Med Trop**, v. 50, n. 2, p. 216-222, 2017.

LANA, F. C. F. et al. Desenvolvimento de incapacidades físicas decorrentes da hanseníase no Vale do Jequitinhonha, MG. **Rev Latino-am Enferm.**, v. 16, n. 6, p. 54-9, 2008.

MARCIANO, L. H. S. C.; et al. Epidemiological and geographical characterization of leprosy in a Brazilian hyperendemic municipality. **Cad. Saúde Pública**, v. 34, n. 8, p. 1-16, 2018.

MELLAGI, A. G.; MONTEIRO, Y. N. O imaginário religioso de pacientes de hanseníase: um estudo comparativo entre ex-internos dos asilos de São Paulo e atuais portadores de hanseníase. **História, Ciências, Saúde – Manguinhos**, v. 16, n. 2, p. 489-504, abr./jun. 2009.

MEMÓRIAS DO ISOLAMENTO. **Documentário**. Disponível em: <https://www.youtube.com/watch?v=d027v80tfVg>. Acesso em: 2 dez. 2018 às 16:35h.

NEVES, T. V. et al. Grau de Incapacidade Física e Escore Olhos-Mãos-e-Pés em pacientes hansênicos pós-alta. **Rev. APS.**, v. 18, n. 3, p. 335-340, 2015.

OPROMOLLA, D. V. A. **Noções de hansenologia**. Bauru: Centro de Estudos Dr. Reynaldo Quagliato, 1981.

ORGANIZAÇÃO MUNDIAL DA SAÚDE. **Estratégia Global para Hanseníase 2016-2020**: aceleração rumo a um mundo sem hanseníase. World Health Organization, 2016. 21 p.

POORMAN, E. The legacy of Brazil's leper colonies. **Cad. Saude Colet.**, v. 16, n. 2, p. 307-326, 2008.

PORICHHA, D. et al.Response of thickened nerve trunks and skin lesions of MDT patients to MDT. **Indian J Lepr.**, v. 83, p. 31-35, 2011.

SAVASSI, L. C. M. et al. A influência da internação compulsória em hospitais-colônia na qualidade de vida de cuidadores e pacientes com sequelas de hanseníase. **Hansen Int**, v. 34, n. 2, p. 21-31, 2009.

SILVA, M. B. et al. Evidence of zoonotic leprosy in Pará, Brazilian Amazon, and risks associated with human contact or consumption of armadillos. **PLoS Negl Trop Dis**, v. 12, n. 6, p. 1-19, 2018.

SILVA, M. T. Avaliação Crítica de Estudos Observacionais. In: PEREIRA, M.G.; GALVÃO, T. F.; SILVA, M. T. (Orgs.). **Saúde baseada em evidências**. Rio de Janeiro: Guanabara Koogan, 2016.

VIJAYAKUMARAN, P. et al. Leprosy among inmates of a prison. **Indian J Lepr.**, v. 68, n. 3, p. 247-50, 1996.

WORLD HEALTH ORGANIZATION. Global leprosy update 2016: time for action, accountability and inclusion. **Wkly Epidemiol Rec**, v. 92, p. 501-20, 2017.

AGROTÓXICOS E SAÚDE:
um problema de saúde pública

Ravena Gentil de Castro
Fabiana Daronch
Adailton Tomaz da Silva
José Gerley Díaz Castro

Introdução

Os prejuízos à saúde humana decorrentes do uso de agrotóxicos têm provocado a inquietação de profissionais da saúde, vários estudos, apontam a disseminação de tais substâncias por toda a cadeia alimentar, identificando-as em amostras de sangue humano, leite materno, água e nos alimentos consumidos pela população. Os efeitos danosos provocados pelos agrotóxicos, se materializam historicamente no espaço do campo e das cidades, através dos numerosos registros e divulgações de casos de intoxicação humana e contaminação ambiental (CASTRO, 2017).

De acordo com o Manual das populações expostas aos agrotóxicos (1996), as intoxicações por agrotóxicos podem ser agudas, subagudas e crônicas. Na intoxicação aguda os sintomas aparecem imediatamente após a exposição excessiva, em curto período à produtos extremamente ou altamente tóxicos; os sinais e sintomas são facilmente identificáveis. Na intoxicação subaguda, os sintomas aparecem mais lentamente, sendo subjetivos e vagos, como dor de cabeça, fraqueza, mal-estar, dor de estômago e sonolência, entre outros, é provocada por exposição moderada ou leve a produtos altamente tóxicos ou medianamente tóxicos. Já a intoxicação crônica, caracteriza-se pelo surgimento tardio dos sintomas, em meses ou anos, devido a exposição pequena ou moderada a produtos tóxicos ou a múltiplos produtos, podendo provocar danos irreversíveis à saúde da vítima, tais como, paralisias e neoplasias.

Muitos efeitos à saúde vêm sendo relacionados com a exposição aguda e crônica aos agrotóxicos. Estudos apontam que dentre os efeitos mais decorrentes de exposições agudas são aqueles causados pela exposição a inseticidas da classe dos organofosforados e dos carbamatos.

O Brasil tem aproximadamente 430 ingredientes ativos (IAs), 750 produtos técnicos e 1.400 formulações de agrotóxicos autorizados pelo Ministério da Saúde (MS) e pelo Ministério do Meio Ambiente (MMA) e registrados no Ministério da Agricultura Pecuária e Abastecimento (MAPA). Destes, os cinquenta princípios ativos mais empregados em nossas lavouras, 22 deles são proibidos em países de primeiro mundo (ABRASCO, 2015).

De acordo com dados do IBGE (2014), o estado do Tocantins comercializou 6.073,36 toneladas de ingredientes ativos (i.a.) em 2014, correspondendo ao maior comercializador de ingrediente ativo, dentre os estados da região Norte.

Segundo análise de amostras coletadas em todas as 26 Unidades Federadas do Brasil, realizadas pelo Programa de Análise de Resíduos de Agrotóxicos em Alimentos (PARA), um terço dos alimentos consumidos cotidianamente pelos brasileiros está contaminado pelos agrotóxicos, destes alimentos os mais contaminados foram pimentão com 92% das amostras irregulares, contra 63% dos morangos, 57% do pepino, 54% das amostras de alface e 50% de cenoura (ANVISA, 2011).

O mercado brasileiro de agrotóxicos

O uso de agrotóxicos, é um atual e grave problema ambiental e de saúde pública nos países em desenvolvimento, principalmente no Brasil, que desde o ano 2008, mantém o título de maior mercado consumidor de agrotóxicos do mundo. O levantamento dos Indicadores de Desenvolvimento Sustentável 2012 (IDS), divulgado pelo Instituto Brasileiro de Geografia e Estatística (IBGE), informa que, a quantidade de agrotóxicos utilizados por área plantada mais que duplicou no país, entre os anos de 2000 a 2012, passando de 3 quilogramas por hectare para 7 quilogramas, um consumo que daria 5,5 quilos de agrotóxico por brasileiro ao ano. Segundo dados da Agência Nacional de Vigilância Sanitária (ANVISA), nos dez anos compreendidos entre 2002 a 2012, enquanto o mercado mundial de agrotóxicos cresceu 93%, o mercado de Agrotóxico brasileiro cresceu 190%, sendo o alto índice de consumo destes produtos, relacionados à flexibilidade legislativa existente em nosso país, pouco punitiva e deficiente em fiscalização.

O alto consumo dessas substâncias, o aumento dos acidentes ambientais e o aumento nos casos de intoxicações humanas, estão atrelados à expansão da atividade agropecuária, sendo alarmante principalmente em regiões de grande produção agrícola do país (PIGNAT et al., 2017).

Segundo os dados do censo agropecuário de 2006, realizado pelo Instituto Brasileiro de Geografia e Estatística (IBGE), havia aproximadamente 16 milhões de trabalhadores envolvidos com a atividade agropecuária no Brasil, destes uma estimativa de 533 mil trabalhadores intoxicados por agrotóxicos naquele mesmo ano (IBGE, 2015).

Vulnerabilidade do trabalhador agrícola relacionado ao uso de agrotóxicos

Dentre os grupos profissionais que têm contato com os agrotóxicos, podemos citar: os trabalhadores da agropecuária, os trabalhadores da saúde pública, os trabalhadores de empresas dedetizadoras, os trabalhadores de transporte e comércio, os Trabalhadores das indústrias de formulação e síntese.

A exposição aos agrotóxicos tem um forte impacto na saúde do trabalhador, no entanto, são os trabalhadores agrícolas, os mais vulneráveis ao risco de intoxicação. Devido, contato intenso e contínuo com fórmulas concentradas, durante o preparo, aplicação e permanência nos locais da pulverização. Existe alta prevalência de doenças neurológicas associadas aos agricultores expostos à agrotóxicos. Keifer e Mahurin (1997) concluíram que em uma exposição aguda de alto nível, as consequências neurológicas menos severas são dor de cabeça, tontura, náusea, vômito e excessivo suor. E as mais severas o desenvolvimento de fraqueza muscular e broncoespasmos, podendo progredir para convulsões e até coma. O uso dessas substâncias mostra o aumento do risco de acometimento de doenças neurodegenerativas, como por exemplo a Doença de Parkinson, estudos apontam extrema ação mutagênica e genotóxica, relacionada com inúmeros casos de canceres.

Dentre os fatores que contribuem para que estes trabalhadores sejam vítimas de intoxicações, temos: a incompreensão de informações contidas nos rótulos e bulas das embalagens dos agrotóxicos, somada aos índices baixos de escolaridade (PERES, 1999); pouca assistência técnica recebida por estes trabalhadores (MOREIRA et al., 2002); a preocupação em entregar um produto com aparência íntegra, ignorando muitas vezes o período de carência e as indicações de dosagem durante as pulverizações (PERES et al., 2005); a carência observada nos mecanismos de controle e fiscalização sobre a comercialização, venda e descarte desses agentes químicos por pequenos produtores (MOREIRA et al., 2002) e a omissão dos Estados quanto a transmissão de informações sobre a forma correta de utilização dos os agrotóxicos (Peres 2005). Estas condições, os tornam menos aptos para manusear adequadamente os produtos, ou seja, de forma menos agressiva à sua saúde, já que os riscos não são possíveis de serem eliminados completamente.

A expansão agropecuária e o uso de agrotóxicos no Estado do Tocantins

O Estado do Tocantins vem apresentando um crescente desenvolvimento no setor do agronegócio, sendo considerada a nova fronteira agrícola do Brasil, juntamente com os outros estados participantes do MATOPIBA -Maranhão, Piauí e Bahia.

Por possuir, posição geográfica estratégica, que aliada à abundância de recursos naturais, sobretudo a água, as terras tocantinenses, se torna espaço ideal para a expansão do agronegócio, por dimensões e área agricultável, e cerca de 6 milhões de hectares de áreas de pastagens.

A atividade agropecuária é base da economia do estado, sendo dos 139 municípios, 101 têm a agricultura e a pecuária como principal geração de riquezas. Concomitante a expansão da atividade Agropecuária, ocorre o aumento do consumo de agrotóxicos, os quais constituem insumos de fundamental importância no manejo de agentes vistos como pragas. De acordo com o Relatório de Vigilância em Saúde de Populações Expostas a Agrotóxicos no Estado do Tocantins, o estado utilizou, um equivalente a 7,5 milhões/kg de agrotóxicos em 2012, sendo o 2º maior consumidor destes produtos da região Norte (SEAGRO-TO, 2016).

Intoxicações por agrotóxicos no Estado do Tocantins

A intoxicação por agrotóxico, é considerada como exógena, sendo de obrigatória notificação.

Dentre as intoxicações exógenas registradas no SINAN entre 2010-2015, na região Norte do país, temos o Tocantins como o estado de maior número de casos registrados, com 6.290 casos notificados, seguido do estado do Amazonas com 2.980 casos e Rondônia com 1.705 casos (figura 1). O alto índice de intoxicações pode estar associado a atividade agropecuária no estado.

Em relação às intoxicações exógenas provocadas por Agrotóxicos, no Brasil, foram registrados 26.657 casos, entre 2006 a 2010, entre todos os estados Brasileiros, a população do Tocantins, apresentou-se como a terceira, a possuir, os mais elevados Coeficientes Médios de intoxicação, variando de 5 a 11 casos notificados a cada 100 mil habitantes.

Figura 1 – Casos notificados de intoxicações exógenas nos estados da região Norte do Brasil entre os anos de 2010 a 2015

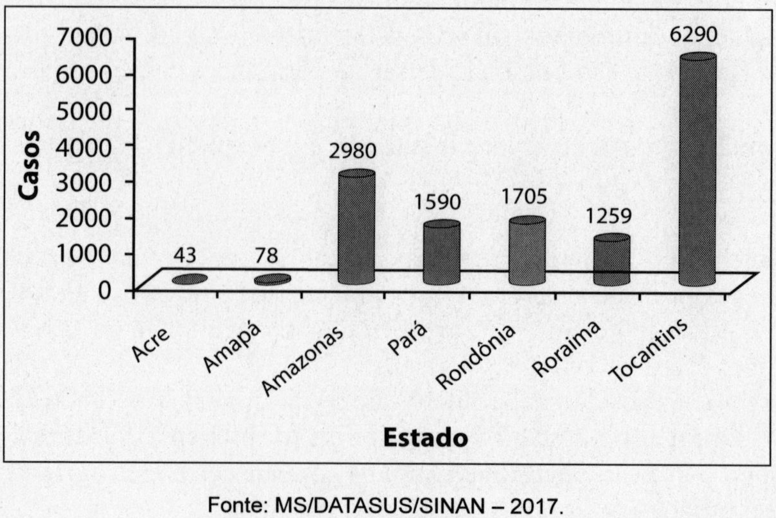

Fonte: MS/DATASUS/SINAN – 2017.

Os registros das notificações são realizados pela Rede Nacional de Centros de Informação e Assistência Toxicológica (RENACIAT), que é composta por unidades presentes em todas as regiões do Brasil, no entanto, na região Norte do país, que é a maior região, correspondendo 42% do território nacional e uma área de 3.853.397,2 km^2, tem apenas duas unidades que ficam no estado do Pará e no Amazonas. O estado do Tocantins não possui Centros de Informação e Assistência Toxicológica (CIAT), mesmo sendo o Estado que mais notifica casos de intoxicação na região.

Ressalta-se também que os dados disponíveis nos sistemas não refletem a realidade da quantidade de intoxicações e mortes por agrotóxicos, estima-se que para cada caso de intoxicação por agrotóxico registrado há 50 casos de intoxicação não registrados. Além disso, os casos crônicos, ou seja, de doenças crônicas advindas da exposição constante aos agrotóxicos, dificilmente são notificadas (MALASPINA, 2011).

As cidades de Araguaína e Palmas são os municípios do Tocantins que se destacam como maiores notificadores de intoxicações exógenas, o que pode ser justificado por concentrarem o maior número populacional, terem significativa atividade agropecuária como parte da sua economia e também situarem hospitais de referência no estado do Tocantins.

Quanto aos agentes causadores de intoxicações exógenas registradas no SINAN entre 2010-2015, os Agrotóxicos, destacaram-se como a segunda maior causa registrada na capital do estado, Palmas, ficando atrás apenas de agentes medicamentosos.

A produção de hortaliças e a utilização de agrotóxicos – as hortas comunitárias na capital do Tocantins

Desde o ano de 1992, Palmas, a capital do estado do Tocantins, estimula o cultivo de oleráceas, através do projeto de criação de hortas comunitárias, em locais considerados estratégicos na cidade para produção e fornecimento comercial desses produtos. O projeto é vinculado à Secretaria de Desenvolvimento Rural (SEDER) do Município, a qual fiscaliza, cadastra e fornece apoio técnico.

O cultivo de hortaliças na capital, é um mercado em expansão, o desenvolvimento se dá, não apenas pelo aumento da população, mas também estimulado pela mudança no hábito alimentar da maioria das pessoas, em contrapartida, com o aumento dessa produção, tem-se maximizado o consumo de agrotóxicos.

Atualmente a cidade de Palmas, possui 19 hortas comunitárias ativas, sendo 5 delas localizadas no Plano Diretor Norte, e 14 no Plano diretor Sul, vale ressaltar que a produção é auto- suficiente no abastecimento local

(CASTRO, 2018). Por serem culturas de ciclo relativamente curto, exigindo intenso manuseio, o uso de agrotóxicos em hortaliças, se torna comum entre os produtores, de acordo com a Associação Brasileira de Saúde Coletiva -ABRASCO (2015) o uso de fungicidas em hortaliças, é extremamente alto, expondo de forma perigosa e frequente o consumidor, o ambiente e os trabalhadores à contaminação química pelo uso destas substancias.

Em um estudo realizado por Castro et al. (2018), sobre a saúde dos trabalhadores nas hortas comunitárias do município de Palmas, constatou-se que aproximadamente 92% dos produtores utilizam agrotóxicos no combate de pragas em seus cultivos, mesmo conhecendo métodos alternativos de combater as pragas e ter recebido orientações de como utilizar de forma menos impactante, a maior parte dos agricultores, preferiam utilizar agrotóxicos e não aderiam métodos de proteção como os Equipamentos de Proteção Individual, nem a fórmula e nem dosagem indicada para determinada cultura.

Vulnerabilidade de saúde dos trabalhadores das hortas comunitárias de Palmas no Tocantins

Os riscos ocupacionais da população agrícola estão fortemente associados àqueles caracterizados pelo uso de agrotóxicos. Em Palmas aproximadamente 97,4% dos trabalhadores acusaram ter sentindo algum sintoma durante a exposição a agrotóxico, dentre os quais, estão, dor de cabeça, boca seca, dor nos olhos, tontura, falta de ar, sensação das costas fervendo, embaçamento dos olhos entre outros (CASTRO, 2017). Dentre os sintomas citados acima, a maioria refere sentir dor de cabeça, para Peres, Rozemberg, Lucca (2005), a dor de cabeça é um sintoma facilmente identificável pelo trabalhador, devido ser um sintoma de alerta do organismo após uma exposição a grande concentração a produtos tóxicos

Da população deste estudo, apenas, 28,2% tinham consciência que haviam sido intoxicados, descrevendo os sintomas que os acometeram "mal-estar, vista escura, dor abdominal, vômitos com sangue (hematêmese) e dores fortes de cabeça (cefaleia)", imediatamente após a aplicação do produto, no entanto somente dois trabalhadores procuraram assistência médica. segundo Peres, Rozemberg, Lucca (2005), dentre os episódios comuns de intoxicação aguda, o vômito possa ser o quadro mais marcante, devido ao organismo reagir ao impacto da ingestão do produto.

O grande problema para trabalhadores que se expõe rotineiramente aos agrotóxicos, são as intoxicações crônicas e subagudas, devido apresentarem sintomas quase invisíveis, de acordo com a ANVISA (2011), os efeitos são cumulativos, e a medida que o tempo passa, os agravos de saúde podem tornar-se crônicos e provocar sintomas graves como: problemas respiratórios graves, alteração no funcionamento do fígado e rins, incapacidade de gerar filhos, malformação e problemas no desenvolvimento intelectual e físico das crianças, câncer entre outros. As intoxicações crônicas são as mais difíceis de serem avaliadas, no entanto, são estimados em 700 mil casos/ano de dermatoses, 37 mil casos/ano de câncer e 25 mil casos /ano de sequelas neurológicas em países em desenvolvimento (PERES; MOREIRA, 2003).

Considerações finais

O consumo de agrotóxicos e as intoxicações decorrentes de seu uso, constituem uma questão atual que merece destaque na saúde pública, no mundo e no Brasil. Dentre os estados da região Norte do Brasil, o estado do Tocantins, vem se destacando com o maior número de intoxicações registradas no SINAN, o estado desponta com expressivo potencial para as atividade agropecuárias, e o mercado de agrotóxicos acompanha essa expansão. Destacamos sua capital, Palmas, a mais recente capital Brasileira, mesmo não tendo sua economia predominantemente da atividade agropecuária, se mostra como o segundo município do estado com maiores casos de intoxicações.

Dentre os desafios em reverter este cenário está a eficiência na fiscalização da comercialização e no uso, a conscientização e sensibilização dos agricultores, e a necessidade de capacitar profissionais para que atuem com qualidade e eficiência no atendimento assistencial à vítima, para que se estabeleça ao certo a quantidade de vítimas acometidas e a subnotificação seja superada.

Em uma visão mais global, precisamos ressaltar que além do problema da intoxicação por exposição ocupacional e ambiental com os agrotóxicos, há a exposição alimentar, que envolve a população de forma geral, pois é quem os alimentos "envenenados". Atualmente cresce a valorização da qualidade da dieta alimentar por parte dos consumidores, na qual o consumo de frutas e hortaliças merecem destaque, em contrapartida, são culturas que se mostram grandes vítimas do uso desses produtos. Assim, se analisarmos criteriosamente o processo de produção de nossos alimentos, crescerá a incerteza quanto ao seu benefício alimentar.

REFERÊNCIAS

ABRASCO. Associação Brasileira de Saúde Coletiva. **Dossiê ABRASCO**: um alerta sobre os impactos dos agrotóxicos na saúde. Rio de Janeiro: ABRASCO, 2015. Parte 1- segurança alimentar e nutricional e saúde.

ABREU, P. H. B. **O agricultor familiar e o uso (in) seguro de agrotóxico no município de Lavras- MG**. Campinas, UNICAMP, 2014. Dissertação (Mestrado em Saúde Coletiva) – Faculdade de Ciências Médicas da Universidade Estadual de Campinas.

ALMEIDA, V. E. S.; CARNEIRO, F. F.; VILELA, N. J. Agrotóxicos em hortaliças: segurança alimentar, riscos socioambientais e políticas públicas para promoção da saúde. **Tempus Actas de Saúde Coletiva**, Brasília, v. 4, n. 4, p. 84-99, 2009.

ANVISA. Agência Nacional de Vigilância Sanitária. **Cartilha sobre agrotóxicos**. Brasília: ANVISA, 2011. Série trilhas do campo.

BEDOR, C. N. G. et al. Vulnerabilidade e situações de riscos relacionados ao uso de agrotóxicos na fruticultura irrigada, **Rev. Bras. Epidemiol.**, v. 12, n. 1, p. 39-49, 2009.

BRASIL. Ministério da Saúde. **Portaria nº 777 de 2004**. Dispõe sobre os procedimentos técnicos para a notificação compulsória de agravos à saúde do trabalhador em rede de serviços sentinela específica, no Sistema Único de Saúde – SUS. Brasília: Ministério da Saúde, 2004. Disponível em: <http://www.saude.pr.gov.br/arquivos/File/cest/Legis/port/05PF_2437.pdf>. Acesso em: 11 out. 2016.

BRASIL. Presidência da República. Casa Civil. **Decreto nº 4074 de 2002, regulamenta a Lei nº 7802 de 1989**. Brasília: Casa Civil, 2002. Disponível em: <http://www.planalto.gov.br/ccivil_03/decreto/2002/d4074.htm>. Acesso em: 11 out. 2016.

BRASIL. Presidência da República. Casa Civil. **Lei nº 7802 de 1989**. Dispõe sobre a pesquisa, a experimentação, a produção, a embalagem e rotulagem, o transporte, o armazenamento, a comercialização, a propaganda comercial, a utilização, a importação, a exportação, o destino final dos resíduos e embalagens, o registro, a classificação, o controle, a inspeção e a fiscalização de agrotóxicos, seus componentes e afins, e dá outras providências. Brasília:

Casa Civil, 1989. Disponível em: <http://www.planalto.gov.br/ccivil_03/leis/L7802.htm>. Acesso em: 10 out. 2016.

CASTRO, R. et al. Exposição de trabalhadores a agrotóxicos em hortas comunitárias de Palmas (Tocantins). **Revista Cereus**, v. 10, n. 3, p. , 2018.

CASTRO, R. G. **Saúde do trabalhador**: vulnerabilidade em hortas comunitárias frente ao uso de agrotóxicos em Palmas (Tocantins). Dissertação (Mestrado em Ciências da Saúde) – Universidade Federal do Tocantins, Programa de Pós-Graduação em Ciências da Saúde, Palmas, 2017.

CHEIK, N. C. et al. Efeitos do exercício físico e da atividade física na depressão e ansiedade em indivíduos idosos. **Rev. Bras. Ciência e Movimento**, v. 11, n. 3, 2003. p. 45-52. Disponível em: <https://portalrevistas.ucb.br/index.php/RBCM/article/view/509>. Acesso em: 9 jun. 2016.

COCCO, P. On the rumors about the silent spring: review of the scientific evidence linking occupational and environmental pesticide exposure to endocrine disruption health effects. **Cad. Saúde Pública**, v. 18, n. 2, p. 379-402, abr. 2002. Disponível em: <http://www.scielo.br/ php?script=sci_arttext&pid> Acesso em: 9 jun. 2016.

DELGADO, I. F.; PAUMGARTTEN, F. J. R. Intoxicações e uso de pesticidas por agricultores do Município de Paty do Alferes-RJ. **Cad. Saúde Pública**, v. 20, n. 1, p. 180-186, fev. 2004. Disponível em: <http://www.scielo.br/php?script=sci_arttext&pid>. Acesso em: 9 ago. 2016.

DOURADO, D. P.; LIMA, F. S. O.; MURAISHI C. T. Uso agronômico de resíduos orgânicos na produtividade e controle de nematóides em hortaliça: efeito de diferentes resíduos orgânicos sobre meloido gyneincognita na cultura da cenoura. In: II JORNADA DE INICIAÇÃO CIENTIFICA DA FACULDADE CATÓLICA DO TOCANTINS. **Anais**... Palmas: Faculdade Católica do Tocantins, 2012.

FARIA, N. M. X. et al. Trabalho rural e intoxicações por agrotóxicos. **Cad. Saúde Pública**, v. 20, p. 1298-1308, 2004.

FARIA, N. M. X.; FASSA, A. C. G.; FACCHINI, L. A. Intoxicação por agrotóxicos no Brasil: os sistemas oficiais de informação e desafios para realização de estudos epidemiológicos. **Ciência & Saúde Coletiva**, v. 12, n. 1, p. 25-38, 2007.

FILGUEIRA, F. A. R. **Novo manual de olericultura**: agrotecnologia moderna na produção e comercialização de hortaliças. Viçosa: UFV, 2006.

FIGUEIREDO. F. J. C. **Sistemas de produção do açaí**: noções básicas para o uso de agrotóxicos. 2. ed. dez. 2006. Disponível em: <http://sistemasdeproducao.cnptia.embrapa.br/FontesHTML/Acai/SistemaProducaoAcai_2ed/paginas/nocoes.htm>. Acesso em: 6 set. 2016.

HOSS, M.; CATEN, C. S. Processo de validação interna de um questionário em uma survey research sobre ISO 9001. **Produto & Produção**, v. 11, n. 2, p. 104-119, 2010. Disponível em: <seer.ufrgs.br/ProdutoProducao/article/download/7240/8253>. Acesso em: 26 jan. 2015.

INPEV. Instituto Nacional de Processamento de Embalagens Vazias. **Destinação final de embalagens vazias de agrotóxicos**. São Paulo, 2002.

LARINI, L. **Toxicologia dos praguicidas**. São Paulo: Manole; 1999.

LIMA, P. J. P. **Possíveis doenças físicas e mentais relacionadas ao manuseio de agrotóxicos em atividades rurais na região de Atibaia-SP**. São Paulo: USP, 2008. Dissertação (Mestrado em Saúde Pública) – Universidade de São Paulo.

LONDRES, F. **Agrotóxicos no Brasil**: um guia para ação em defesa da vida. Rio de Janeiro: AS-PTA, 2011.

MALASPINA, F. G.; ZINILISE, M. L.; BUENO, P. C. Perfil epidemiológico das intoxicações por agrotóxicos no Brasil, 1995 a 2010. **Cad. Saúde Coletiva**, Rio de Janeiro, v. 19, n. 4, p. 425-434, 2011.

OPAS. Organização Pan-Americana da Saúde. OMS. Organização Mundial da Saúde. **Manual de vigilância da saúde de populações expostas a agrotóxicos**. Brasília: OPAS/ OMS, 1996. Disponível em: <http://www.opas.org.br/sistema/arquivos/livro2.pdf>. Acesso em: 6 jun. 2016.

PALMA, D. C. A. **Agrotóxicos em leite humano de mães residentes em Lucas do Rio Verde-MT**. Cuiabá: UFMT, 2011. Dissertação (Mestrado em Saúde Coletiva) – Universidade Federal de Mato Grosso.

PALMAS. Prefeitura Municipal De Palmas. Secretaria Municipal de Saúde. Divisão de Vigilância em Saúde Ambiental. **Plano municipal de vigilância em saúde de populações expostas a agrotóxicos**. Palmas: SEMUS, 2014.

PERES, F. **É Veneno ou Remédio?** Os desafios da comunicação rural sobre agrotóxicos. Rio de Janeiro: FIOCRUZ, 1999. Dissertação (Mestrado em Ciências) – Fundação Oswaldo Cruz.

PERES, F. et al. Comunicação relacionada ao uso de agrotóxicos em região agrícola do Estado do Rio de Janeiro. **Rev. Saúde Pública**, v. 35, n. 6, p. 564-570, 2001.

PERES, F.; MOREIRA, J. C. **É veneno ou remédio?** agrotóxicos, saúde e ambiente. Rio de Janeiro: FIOCRUZ, 2003.

PERES, F.; MOREIRA, J. C.; DUBOIS, G. S. Agrotóxicos, saúde e ambiente: uma introdução ao tema. In: PERES, F.; MOREIRA, J. C. (Org.). **É veneno ou é remédio? Agrotóxicos, saúde e ambiente**. Rio de Janeiro; Fiocruz, 2003. p. 21-41.

PERES, F.; ROZEMBERG, B.; LUCCA, S. R. Percepção de riscos relacionada ao trabalho rural em uma região agrícola do estado do Rio de Janeiro: agrotóxicos, saúde e ambiente. **Cad. Saúde Pública**, Rio de Janeiro, v. 21, n. 6, p.1836-1844, 2005.

PIGNATI, Wanderlei Antonio et al . Distribuição espacial do uso de agrotóxicos no Brasil: uma ferramenta para a Vigilância em Saúde. **Ciênc. saúde coletiva**, Rio de Janeiro, v. 22, n. 10, p. 3281-3293, 2017.

PIMENTEL, D. Green revolution agriculture and chemical hazards. **The Science of the Total Enviromment**, v. 188, n. 1, p. 86-98, 1996.

PIMENTEL, D. et al. Environmental and economic impacts of reducing U.S. agricultural pesticides use. **HANDBOOK of pest manegement**. Boca Raton: CRC Press, 1992. p. 679-697.

PINGALI, P. L.; MARQUEZ, C. B.; PALIS, F. G. Pesticieds and philippine rice farmer health: a medical and economic analysis. **Amer. J. Agr. Econ.**, v. 76, p. 587-592, ago. 1994.

PREZA, D. L. C.; AUGUSTO, L. G. S. Vulnerabilidades de trabalhadores rurais frente ao uso de agrotóxicos na produção de hortaliças em região do Nordeste do Brasil. **Rev. Bras. Saúde Ocupacional**, São Paulo, v. 37, n. 125, p. 89-98, 2012.

RAINBIRD, G.; O'NEILL, D. Occupational disorders affecting agricultural workers in tropical developing countries: results of a literature review. **Applied Ergonomics**, v. 26, n. 3, p. 187-193, 1995.

SILVA, J. J. O. et al. Influência de fatores socioeconômicos na contaminação por agrotóxicos, Brasil. **Rev. Saúde Pública**, São Paulo, v. 35, n. 2, p. 130-135, 2001.

SIQUEIRA, D. F. et al. Análise da exposição de Trabalhadores rurais a agrotóxicos. **Rev. Bras. Promoção à Saúde**, Fortaleza, v. 26, n. 2, p. 182-191, abr./jun. 2013.

SIQUEIRA, S. L.; KRUSE, M. H. L. Agrotóxicos e saúde humana: contribuição dos profissionais do campo da saúde. **Rev. Esc Enf. USP**, São Paulo, v. 42, n. 3, p. 584-590. set. 2008. Disponível em: <http://www.scielo.br/scielo.php?script=sci_arttext&pid=S0080-62342008000300024>. Acesso em: 3 ago. 2016.

SOARES, W. L.; FREITAS, E. A. V.; COUTINHO, J. A. G. Trabalho rural e saúde: intoxicações por agrotóxicos no município de Teresópolis-RJ. **Rev. Econ. Sociol. Rural**, Rio de Janeiro, v. 43, n. 4, p. 685-701, out./dez. 2005.

SOARES, W.; ALMEIDA, M.; MORO, S. Trabalho rural e fatores de risco associados ao regime de uso de agrotóxicos em Minas Gerais. **Cad. Saúde Pública**, Rio de Janeiro, v. 19, n. 4, p. 1117-1127, 2003.

SEAGRO. **Secretaria de Agricultura do Tocantins**. Governo do Estado do Tocantins Agricultura do Tocantins. Disponível em: <http://seagro.to.gov.br/agronegocios/agricultura/>. Acesso em: 31 jun. 2016.

VIEIRA, S. **Introdução à bioestatística**. Rio de Janeiro: Campus, 1981.

FLUORETAÇÃO: abordagem atual e níveis de concentração na água de abastecimento em Gurupi-Tocantins

Frederico Eugênio
Ana Paula Alves Gonçalves Lacerda
Thuane Neves Araújo Santos
Poliana Guerino Marson

Introdução

A cárie dentária é uma das doenças de maior prevalência no Brasil e é o principal problema de saúde bucal (CANGUSSO, 2002). Nas últimas décadas várias ações de promoção de saúde e projetos de prevenção têm conseguido diminuir a prevalência e a gravidade desta doença. Alguns fatores devem ser considerados como atuantes neste processo, como o aumento de ações educativas na saúde, a melhora do poder econômico da população, aumento da oferta de mão de obra de profissionais cirurgiões-dentistas e maior número de consultórios odontológicos (ALMEIDA, 2012).

A utilização do flúor possui grande relevância na atuação da prevenção da cárie. O mesmo pode ser utilizado tanto em aplicações individuais no ambiente profissional, como também em pastas de dente e água de abastecimento de uma cidade. Nos últimos anos alguns meios de comunicação lançaram através de reportagens, artigos, entrevistas etc., dúvidas em relação à seguridade da utilização deste composto. Em determinadas concentrações o flúor pode realmente ser tóxico ao organismo, podendo levar a sintomas clínicos desagradáveis, como por exemplo manchas nos dentes (fluorose) e em casos mais extremos, intoxicação severa levando à morte (FRAZÃO, 2004).

Neste capítulo abordaremos o mecanismo de ação do flúor na prevenção da cárie, meios de uso, limitações, toxicidade e níveis encontrados na água de abastecimento de Gurupi.

Mecanismo de ação

O Flúor é um elemento natural, do grupo dos halogênios, do qual também fazem parte os elementos químicos cloro, o bromo e o iodo. É o 13º elemento mais abundante na natureza, sendo o mais eletronegativo dos halogênios. Em determinadas situações, pode exercer funções "tóxicas", mas não é admissível que se confunda “toxina” com “tóxico”. A exposição a concentrações impróprias de qualquer elemento químico associa-se, conforme conhecimento consolidado no meio científico, a vários efeitos adversos à saúde humana e dos animais (LEWIS; BANTING, 1994; CANGUSSU 2002).

Em relação à prevenção da cárie, muitas vezes são feitas afirmações incorretas ou inapropriadas em relação ao seu mecanismo: fortalece os dentes, inibe a produção de ácidos produzidos pelas bactérias da placa dental, entre outras. Isto pode dificultar a adequada indicação deste íon na prevenção de cáries. O primeiro fator a se levar em consideração é que o mecanismo de ação é sempre o mesmo, independente do meio de utilização. Água fluoretada, dentifrícios, bochechos, produtos para aplicação profissional, materiais odontológicos que liberam fluoreto, todos agem da mesma forma: fornecem íons flúor para a cavidade bucal. O esmalte dos dentes é formado pela substância denominada hidroxiapatita (HA), $Ca_5(PO_4)_3\ OH_{(s)}$. Esta substância é insolúvel em água e parcialmente solúvel em soluções ácidas. Os íons fluoreto (F^-) podem substituir os íons OH^- na hidroxiapatita, formando a fluorapatita (FA), $Ca_5\ (PO_4)_3\ F$, sendo este composto menos solúvel em meio ácido. No entanto, mesmo que o dente seja enriquecido com uma grande quantidade de FA, a porcentagem em relação ao mineral total não chega a 10%. Dessa maneira, a menor solubilidade do mineral FA não muda significativamente a solubilidade do dente enriquecido com ela. Sendo menos solúvel, a FA é um mineral que tende a se precipitar mais facilmente do que a HA em meio contendo cálcio e fosfato inorgânico, minerais esses presentes na saliva e placa (biofilme) dental. Havendo F^- presente na cavidade bucal, toda perda mineral ocorrendo sob o biofilme dental cariogênico tenderá a ser parcialmente revertida pela precipitação no dente do mineral menos solúvel FA. Assim, a perda mineral líquida é diminuída, uma vez que parte dos minerais perdidos é reposta novamente na estrutura do dente. Na remineralização, quando o pH do biofilme dental volta a subir, ou quando este é removido pela escovação expondo a estrutura dental à capacidade remineralizadora da saliva, a precipitação de mineral nos locais onde ele foi perdido será ativada se houver íon Flúor presente no meio ambiente bucal. Dessa maneira, mais importante do que ter F^- incorporado na estrutura mineral do dente, é ter fluoreto disponível na cavidade bucal para ser incorporado na estrutura mineral do dente quando o mineral mais solúvel HA está sendo dissolvido como consequência do processo de carioso (LEWIS; BANTING; 1994; WHO, 1997; CANGUSSU 2002; ALMEIDA 2012).

Meios de uso do fluoreto

A fluoretação das águas de abastecimento público é um importante meio coletivo de uso de fluoreto no Brasil. E é lei: toda cidade com estação de tratamento de água deve agregar fluoreto na sua água (Lei Federal 6.050, de 24/05/1974). A importância dessa medida fica clara quando observamos que a prevalência de cárie é menor em cidades com água fluoretada em comparação com aquelas sem fluoretação. As normas e os padrões de fluoretação das águas no território nacional são estabelecidas pelo Ministério da Saúde (MS). Cabe também ao MS determinar os equipamentos e técnicas utilizadas na fluoretação das águas, levando em consideração os teores naturais de flúor, a viabilidade técnica e econômica da medida e o perfil dental da população. O Ministério da Saúde e as Secretarias de Saúde ou equivalentes são responsáveis pela fiscalização e cumprimento das normas estabelecidas, segundo Portaria nº 635/GM/MS, de 26 de dezembro de 1975. No Quadro 1, apresentamos os valores de concentração recomendados em relação à média de temperatura, segundo portaria do MS.

Quadro 1 – Limites recomendados para a concentração do íon fluoreto em função da média das temperaturas máximas diárias em todo o Brasil

Média das temperaturas máximas diárias do ar °C	Limites recomendados para a concentração do íon fluoreto em mgF/L ou ppm		
	Mínimo	Máximo	Ótimo
10,0 - 12,1	0,9	1,7	1,2
12,2 - 14,6	0,8	1,5	1,1
14,7 - 17,7	0,8	1,3	1,0
17,8 - 21,4	0,7	1,2	0,9
21,5 - 26,3	0,7	1,0	0,8
26,4 - 32,5	**0,6**	**0,8**	0,6

Fonte: Portaria GM/MS nº 635/1975.

Não apenas a água fluoretada ingerida, mas também alimentos cozidos com ela, fazem com que o flúor entre pelo organismo e atinja a as glândulas salivares, sendo secretado na saliva. Indivíduos que vivem em região de água fluoretada apresentam cerca de 0,02 ppm (partes por milhão) de F na saliva, contra 0,01 ppm de F em média em indivíduos que não vivem em região de água fluoretada, segundo publicação da Faculdade de Saúde Pública Universidade de São Paulo, 2017.

Além do uso coletivo, a associação do flúor com dentifrícios tem demonstrado relevante papel na prevenção da cárie. A evidência científica existente para o efeito anticárie está embasada por estudos utilizando dentifrícios com concentração convencional de fluoreto, de 1.000 a 1.500 ppm. O uso de pastas fluoretadas nessas concentrações eleva a quantidade de Flúor na cavidade oral, atuando no mecanismo já descrito de desmineralização-remineralização. Soluções fluoretadas para bochecho diário, como a solução de NaF (Fluoreto de Sódio) a 0,05% (225 ppm F^-) também têm comprovada evidência científica de ação anticárie. Entretanto a associação de dois ou mais meios de uso do fluoreto deve ser realizada quando há indicação para tal. A doença cárie é multifatorial, dependendo basicamente de três fatores para o seu desenvolvimento: o dente, bactérias e substrato. As bactérias cariogênicas se organizam em um biofilme dentário e na presença de um substrato necessário para sua sobrevivência, produzem substâncias que desmineralizam os dentes. Indivíduos com propensão para desenvolvimento da cárie, que possuem microflora bucal cariogênica, esmalte pouco mineralizado, dieta rica em açúcares e ácidos, podem ter a indicação de dois ou mais meios de uso do flúor. Inclusive a utilização em altas concentrações de verniz com flúor, em ambiente de consultório odontológico. Mas é importante ressaltar que isso deve ser realizado sob a supervisão profissional de um cirurgião-dentista (FRAZÃO 2004).

Toxicidade do flúor

A ingestão em dose única de grande quantidade de flúor pode levar a uma toxicidade aguda. Os sintomas podem incluir mal-estar gástrico e vômitos, e dependendo da dose, pode levar à morte. A dose provavelmente tóxica (DPT) considerada a partir da década de 90 é de 5 mg F^-/Kg de peso corporal e deve ser considerada como limite máximo de risco. Em caso de ingestão acima da DPT, o paciente deve ser encaminhado ao hospital. Outro efeito prejudicial do flúor pode ocorrer durante a fase de formação dos dentes. Quando há excesso na ingestão de flúor, pode ocorrer uma deformação no esmalte caracterizada por manchas ou linhas, que podem variar de brancas a marrons, causando prejuízo estético, sensibilidade ou o favorecimento do desenvolvimento da cárie. Esta doença é chamada **Fluorose dentária** (CANGUSSU, 2002). No Quadro 2 observamos a concentração de risco na água de abastecimento em regiões onde a média de temperatura é maior, como é o caso da cidade de Gurupi.

Quadro 2 – Valores de fluoretos e classificação de benefícios-riscos para localidades onde as médias das temperaturas máximas anuais se situam acima de 32,5º C

TEOR DE FLÚOR NA ÁGUA (Em ppm ou mgF/L)	BENEFÍCIO (Prevenir cárie)	RISCO (Produzir fluorose dentária)
0,00 a,0,34	Insignificante	Insignificante
0,35 a 0,44	Mínimo	Baixo
0,45 a 0,74*	Máximo	Baixo
0,75 a 0,84	Máximo	Moderado
0,85 a 1,44	Questionável	Alto
1,45 ou mais	Malefício	Muito alto

Fonte: CECOL, 2011.

*Observa-se que a melhor combinação benefício-risco ocorre na faixa de 0,45 a 0,74 mgF/L.

Fluoretação da água de abastecimento de Gurupi

Segundo dados do VIGIFLUOR, Cobertura e Vigilância da Fluoretação da Água no Brasil, trabalho realizado pela Faculdade de Saúde Pública da Universidade de São Paulo em 2014, o município de Gurupi possui 99,4% (82.265 habitantes) da sua população total (82.762 habitantes) coberta por água tratada e fluoretada. Entretanto, verificou-se que não há heterocontrole do Estado ou município, importante ação recomendada para a vigilância da concentração do íon fluoreto, nem definição de protocolos de coleta e de análise. O Heterocontrole consiste no princípio segundo o qual, se um bem ou serviço qualquer implica risco ou representa fator de proteção para a saúde pública, além do controle do produtor sobre o processo de produção, distribuição e consumo, deve haver controle por parte das instituições do Estado.

Uma pesquisa realizada por Lacerda (2018) com coleta de amostras durante três meses, para verificação da concentração de flúor na água de abastecimento de Gurupi, apresentou o seguinte resultado:

Quadro 3 – Valores de concentração de fluoretos nas amostras de água de abastecimento público no município de Gurupi-Tocantins, 2017

Coleta	Amostras	Média	Desvio-padrão
1° Mês	13	**0,86**	0,09
1° Mês	13	**0,87**	0,04
1° Mês	13	**0,80**	0,03
Total	39	**0,84**	0,07

Lacerda, 2018.

Nota-se que, em relação ao quadro 2, a média de concentração de fluoretos está na faixa de benefício máximo para prevenir a cárie e risco moderado para produzir fluorose. Apesar do estudo sugerir o risco moderado para tal doença, vale salientar que o mesmo foi realizado em um curto período, destacando a importância e necessidade do heterocontrole permanente do poder público para mensurar dados mais fidedignos.

Considerações finais

O uso do Flúor tem sido um importante aliado na prevenção da cárie e as evidências demonstram que seu uso não deve ser descartado, tanto na água de abastecimento quanto sua associação a outros mecanismos de ação. Sua toxicidade pode ser controlada com segurança e o uso de vários métodos deve ser realizado com a indicação e acompanhamento do cirurgião-dentista.

A cidade de Gurupi apresenta ampla cobertura no tratamento e fluoretação da água de abastecimento, mas sem heterocontrole dos níveis de flúor na água. Um estudo realizado encontrou valores um pouco acima do recomendável na concentração do flúor (LACERDA 2018), sugerindo risco moderado para a fluorose dentária. Dessa maneira é de fundamental importância que entidades de classe, conselhos de saúde e a própria sociedade, cobrem do poder público o Heterocontrole da água de abastecimento.

REFERÊNCIAS

ALMEIDA, T. F. et al. Condições de saúde bucal em crianças, adolescentes e adultos cadastrados em Unidades de Saúde da Família do Município de Salvador, Estado da Bahia, Brasil, em 2005. **Epidemiol. Serv. Saúde**, Brasília, v. 21, n. 1, p. 109-118, mar. 2012.

BRASIL. Lei 6.050, de 24 de maio de 1974. Dispõe sobre a fluoretação da água em sistemas de abastecimento quando existir estação de tratamento. **Diário Oficial da União**, Seção 1 – 27/5/1974, p. 6021.

______. **Portaria nº 635/GM/MS, de 26 de dezembro de 1975**. Aprova normas e padrões sobre a fluoretação da água.

CANGUSSU, M. C. T. et al. A fluorose dentária no Brasil: uma revisão crítica. **Cad. Saúde Pública**, Rio de Janeiro, v. 18, n. 1, p. 7-15, fev. 2002.

CENTRO Colaborador do Ministério da Saúde em Vigilância da Saúde Bucal (CECOL) da Faculdade de Saúde Pública (FSP) da Universidade de São Paulo (USP), 2011.

COBERTURA e vigilância da fluoretação da água no Brasil: municípios com mais de 50 mil habitantes, São Paulo. **Faculdade de Saúde Pública Universidade de São Paulo**, 2017.

FRAZÃO P. et al. Fluorose dentária: comparação de dois estudos de prevalência. **Cad Saúde Pública** v. 20, p. 1050-1058, 2004.

LACERDA, A. P. A. **Avaliação da fluoretação na água de abastecimento público nas cidades com mais de 20 mil habitantes no estado do Tocantins**. 2018. Dissertação (Mestrado em Ciências da Saúde) – Universidade Federal do Tocantins, Tocantins.

LEWIS D. W.; BANTING D. W. Water fluoritadion: current effectiveness and dental fluorosis. **Community Dent Oral Epidemiol**, v. 22, p. 153-158, 1994.

WORLD HEALTH ORGANIZATION. **Oral health surveys. Basic methods.** Geneva: World Health Organization, 1997.

POLUIÇÃO ATMOSFÉRICA NA GÊNESE DAS DOENÇAS CARDIOVASCULARES

Genildo Ferreira Nunes
Talita Buttarello Mucari
Leila Rute Oliveira Gurgel do Amaral
Ivete de Souza Barbosa Nunes
Pablo Ferlon
Raquel Nunes de Lima

Introdução

Entende-se como poluente atmosférico qualquer forma de matéria ou energia com intensidade e em quantidade, concentração, tempo ou características em desacordo com os níveis estabelecidos e que torne ou possa tornar o ar: impróprio, nocivo ou ofensivo à saúde, inconveniente ao bem-estar público, danoso aos materiais, à fauna e flora, prejudicial à segurança, ao uso e gozo da propriedade e às atividades normais da comunidade (BRASIL, 1990).

Desde a metade do século XVIII, com o início da Revolução Industrial na Inglaterra, cresceu significativamente a poluição do ar. A queima do carvão mineral jogava na atmosfera das cidades industriais da Europa toneladas de poluentes. A relação entre efeitos à saúde e poluição atmosférica foi estabelecida a partir de episódios agudos de contaminação do ar e estudos sobre ocorrência de milhares de mortes registradas em Londres, em 1948 e 1952. A partir deste momento, o homem teve que conviver com o ar poluído e com todas os danos advindos deste "progresso" tecnológico. Atualmente, estima-se que cerca de 9,0 milhões de mortes são diretamente atribuíveis à poluição ambiental (4,2 milhões para a poluição do ar ambiente e 2,9 milhões para a poluição do ar doméstica (COHEN et al., 2015). É importante ressaltar que, embora substâncias químicas no ar possam potencializar fatores de risco para doença cardiovascular, fatores ambientais não químicos, como temperatura, exposição ao ruído, estresse psicossocial, fatores socioeconômicos, campos eletromagnéticos, riscos ocupacionais, ambientes construídos, métodos agrícolas e mudanças climáticas e ecossistêmicas, podem se integrar com a poluição do ar e, potencialmente, ampliar sua associação com eventos cardiovasculares (LANDRIGAN et al., 2018).

Vários estudos ambientais sempre demonstraram o impacto agudo desfavorável da poluição do ar na saúde humana, sobretudo, na função pulmonar e nas queixas respiratórias. Em particular, altas concentrações de material particulado (PM) estão associadas a maior incidência de sintomas respiratórios e diminuição da função pulmonar (NARDOCCI et al., 2013). Contudo, segundo Cohen et al. (2015), a poluição atmosférica também tem se destacado no aumento da morbidade e mortalidade por doenças do aparelho cardiovascular.

Aproximadamente 17,9 milhões de pessoas morrem de doença cardiovascular (DCV) no mundo todos os anos, vítimas de acidentes vasculares cerebrais e ataques cardíacos, segundo a Organização Mundial de Saúde, representando aproximadamente 31% de todas as mortes globais (WHO, 2016). As DCV são a primeira causa de morte no Brasil, sendo consideradas grave questão de saúde pública (GUEDES et al., 2016). Além disso, este problema é evidenciado pelo alto investimento do governo federal, através do Sistema Único de Saúde (SUS). Estima-se que a exposição à poluição do ar foi responsável por cerca de 3,3 milhões dessas mortes, sendo cerca de 2,1 milhões por doenças isquêmicas do coração, por exemplo infarto, e mais de 1,1 milhão por acidente vascular cerebral (GUEDES et al., 2016).

Fontes de poluição do ar

Fonte de poluição do ar é qualquer processo, equipamento, sistema, máquina, empreendimento etc., que possa liberar ou emitir matéria ou energia para a atmosfera, de modo a torná-la poluída (HASEGAWA et al., 2001).

Segundo Cavalcanti (2003), as fontes de poluição do ar podem ser classificadas em:

- **Fontes fixas**: subdivididas em dois grupos, um abrangendo atividades pouco representativas nas áreas urbanas, como queimadas e queima de combustíveis em padaria, hotéis e outras atividades consideradas não industriais; e outro formado por atividades individualmente significativas, em vista à variedade ou intensidade de poluentes emitidos, como a poluição dos processos industriais.
- **Fontes móveis**: são todos os meios de transporte aéreo, marítimo e terrestre que utilizam motores à combustão como força motriz.
- **Fontes naturais**: são todos os processos naturais de emissão que vêm ocorrendo durante milhares de anos, como atividades vulcânicas, os aerossóis marinhos, a liberação de hidrocarbonetos pelas plantas, a ação eólica entre outros.

A contribuição da poluição em ambientes domésticos também tem sua relevância nesse processo. Os níveis de poluição encontrada em domicílios, principalmente em áreas rurais de países pobres, podem ser até maior do que os níveis de poluição encontrados no ar ambiental. Por exemplo, os níveis médios elevados de PM_{10}, dentro desses domicílios, são bastante comuns durante os períodos de cozimento à combustão de combustíveis de biomassa (MCCRACKEN et al., 2012). Em comparação com uma década atrás, a diminuição na contribuição da poluição do ar doméstico para a morbidade e mortalidade global é significativa. Em sua publicação, Ueda et al. (2012) relataram efeitos adversos para a saúde devido partículas emanadas por eventos naturais, como poeira do deserto, incêndios florestais e erupções vulcânicas. Nesse artigo, estima-se que a poeira natural contribua para 18% da mortalidade prematura total atribuível à poluição do ar.

Principais componentes químicos presentes no ar poluído

De forma didática, pode-se classificar os poluentes em duas categorias, os primários, que são aqueles emitidos diretamente pelas fontes de emissão, e os secundários, que são formados na atmosfera através da reação química entre poluentes primários e componentes naturais da atmosfera (BRAGA et al., 2005).

Dentre os poluentes do ar, destacam-se: os primários, como o monóxido de carbono (CO), óxidos de nitrogênio (NO_x), PM_{10} (partículas de diâmetro inferior a 10 μm) e frações como $PM_{2,5}$ (partículas com diâmetro inferior ou igual a 2,5 μm, que compõem entre 60% e 70% do material de partículas PM_{10}) (GOMISCEK et al., 2004). Os óxidos de nitrogênio (NO_x), dentre eles óxido nítrico (NO) e o dióxido de nitrogênio (NO_2), são formados durante processos de combustão, sendo os veículos os principais responsáveis pela sua emissão. Os poluentes secundários, são aqueles resultantes de reações químicas na atmosfera, como o ozônio troposférico (O_3), que é o principal produto liberado das reações entre os óxidos de nitrogênio e compostos orgânicos voláteis, na presença de luz solar. O ozônio é o poluente secundário mais prevalente (MANTOVANI et al., 2016),

Mecanismos e efeitos da poluição do ar na morbidade e mortalidade cardiovascular

Segundo Rajagopalan, Al-Kindi e Brook (2018), os compostos nocivos presentes no ar poluído possivelmente provocam agressões no sistema cardiovascular mediadas por várias vias. Acredita-se que o contato dessas partículas com o ser humano provoca disfunção na barreira endotelial; ativação de resposta inflamatória, envolvendo componentes imunes inatos e adaptativos; distúrbios de coagulação; desequilíbrio autonômico, favorecendo o tônus simpático através das vias aferentes nas vias aéreas superiores; efeitos no sistema nervoso central com reflexo no metabolismo e ativação do eixo hipotálamo-hipófise-adrenal e, também, alterações na programação genética. Essas vias, isoladamente ou em conjunto, estariam envolvidas na gênese das doenças cardiovasculares em indivíduos expostos a agentes tóxicos presentes no ar poluído.

Soares (2007) estudou o potencial aterogênico da poluição atmosférica da cidade de São Paulo, avaliando o comportamento do estresse oxidativo e produção de auto-anticorpos em modelo murino experimental "in vivo". Nesta pesquisa, analisaram a quantidade de lipídeo e espessura da placa aterosclerótica por analisador de imagens, oxidação da LDL sérica (TBARS) e tecidual e imunohistoquímica (8-isoprostano), ativação macrofágica (imunohistoquímica MAC2) e produção de anticorpos anti-LDL oxidada (LDLox) e anti-peptídeo D da apoB-100 (ELISA). Os dados foram estudados na emergência, arco e porção descendente da aorta em 40 camundongos no período de maio a setembro de 2004. Nesse período não houve ultrapassagem dos níveis aceitáveis de poluição. Os autores concluíram que a poluição atmosférica urbana, mesmo em níveis considerados aceitáveis, potencializa a progressão da aterosclerose.

Mustafic et al. (2012) demonstraram em uma metanálise que a exposição a curto prazo a $PM_{2,5}$ aumentou o risco relativo de infarto agudo do miocárdio em 2,5% por 10 $\mu g/m^3$. Ainda que o risco relativo seja baixo, as exposições de curto prazo a $PM_{2,5}$ são responsáveis por até 5% de infarto do miocárdio em todo o mundo, pois centenas de milhões de pessoas são continuamente afetadas. Em uma coorte americana do *National Institutes of Health*, com 517.043 indivíduos, foi demonstrado que a exposição a longo prazo aumentou a mortalidade por DCV em 10%, apesar dos baixos níveis de $PM_{2,5}$ (RAJAGOPALAN; AL-KINDI; BROOK, 2018).

Mantovani et al. (2016) avaliaram os efeitos de poluentes ambientais sobre o número de internações por doenças cardiovasculares na cidade de São José do Rio Preto, São Paulo, Brasil, entre 01/10/11 e 30/09/12. Os poluentes analisados foram partículas finas ($PM_{2,5}$), ozônio, monóxido de carbono, óxido de nitrogênio e dióxido de nitrogênio. Observou-se que após 5 dias de exposição ao $PM_{2,5}$, ocorreu significativo aumento das internações hospitalares. Foram identificadas 650 internações evitáveis com custos da ordem de R$ 1,9 milhão.

Na cidade de Bauru, São Paulo, Brasil, no estudo realizado por Romam et al. (2014), foi possível identificar associações positivas entre a exposição a determinados poluentes como CO, O_3, NO_x e $PM_{2,5}$ com as internações por doenças cardiovasculares e respiratórias. Neste trabalho, a análise unipoluente demonstrou que as emissões de NO_x apresentaram significância com as internações por doenças respiratórias e cardiovasculares e, o material particulado apresentou interferência somente após o quarto dia de exposição para internações de doenças cardiovasculares.

Para estudar o efeito da exposição prolongada a poluentes atmosféricos sobre a incidência de eventos coronários agudos, foram analisadas 11 coortes que participaram do ESCAPE (Estudo Europeu de Coortes para Efeitos da Poluição do Ar). Participaram desse estudo 100.166 pessoas, de 1997 a 2007, acompanhadas em média de 11,5 anos. Os participantes estavam livres de eventos coronarianos prévios no início do estudo. Foram avaliadas concentrações de material particulado ($PM_{2,5}$, $PM_{2,5-10}$ e PA_{10}), fuligem e óxidos de nitrogênio. Concluiu-se que a exposição prolongada a partículas está associada à incidência de eventos coronários, e esta associação persiste em níveis de exposição abaixo dos atuais valores considerados aceitáveis para os europeus (CESARONI et al., 2014).

A exposição aguda à poluição do ar tem sido associada ao infarto do miocárdio, mas seu efeito sobre a insuficiência cardíaca é incerto. Shah et al. (2012) fizeram uma revisão sistemática e metanálise para avaliar a associação entre poluição do ar e insuficiência cardíaca aguda descompensada, incluindo hospitalização e mortalidade por insuficiência cardíaca. Cinco bases de dados foram pesquisadas para investigar a associação entre aumentos diários de poluentes atmosféricos gasosos (monóxido de carbono, dióxido de enxofre, dióxido de nitrogênio, ozônio) e particulados ($PM_{2,5}$ ou PM_{10}) e hospitalizações por insuficiência cardíaca ou mortalidade por insuficiência cardíaca. Dos 1.146 artigos identificados, 195 foram analisados em profundidade com 35 critérios de inclusão satisfatórios. Demonstrou-se que aumento de curto prazo nos componentes gasosos e PM associou-se ao aumento do risco de hospitalização por insuficiência cardíaca ou morte. Um aumento de 10 $\mu g/m^3$ em $PM_{2,5}$ aumentou o risco relativo de hospitalização ou mortalidade por insuficiência cardíaca em 2,1%. Entretanto, sugeriram necessidade de mais estudos para avaliar essa correlação.

Kulick et al. (2018) evidenciaram que viver perto da estrada e de áreas pobres, parece estar positivamente associado ao acidente vascular cerebral (AVC) isquêmico e gravidade do AVC. Nesse estudo, foi avaliado se essas associações variavam por idade, sexo, tabagismo, diabetes mellitus e hipertensão. Durante um período médio de acompanhamento de 15 anos (n=3.287), 11% dos participantes foram diagnosticados com acidente vascular cerebral isquêmico. Os participantes que viviam a menos de 100m de uma via tinham uma taxa de AVC isquêmico 42% maior do que aqueles que viviam a mais de 400m de distância. Essa associação foi mais pronunciada entre os não-fumante. Não houve um padrão claro de associação entre a proximidade das principais vias e outros eventos cardiovasculares, incluindo infarto do miocárdio, morte por todas as causas ou morte vascular

Rajagopalan, Al-Kindi e Brook (2018), em um artigo de revisão, demonstraram que existem evidências entre poluição do ar e comorbidades como hipertensão, diabetes, arritmias cardíacas e tromboembolismo venoso. Os aumentos de $PM_{2,5}$ em 10$\mu g/m^3$ estão consistentemente associados a elevações de 1 a 3mmHg na pressão arterial sistólica e diastólica nos dias seguintes. Os autores apontaram nesse estudo que exposições de longo prazo, também, têm sido associadas a elevações crônicas da pressão arterial e a aumento da prevalência ou incidência de hipertensão. Os autores apontaram, a partir dessa revisão, que o risco relativo para diabetes tipo 2 aumentou em 39% para aumentos de 10μg/m^3 de $PM_{2,5}$ no ar atmosférico; que a exposição aguda à poluição do ar mostrou desencadeamento de arritmias cardíacas como fibrilação atrial; que a cada 10 μg/m^3 de $PM_{2,5}$ houve aumento de 0,89% no risco de fibrilação atrial na população; que existe risco de arritmias ventriculares, com exposição à poluição do ar, porém, com evidências são limitadas; e que a relação entre a exposição à poluição do ar ambiente e o tromboembolismo venoso é incerta, alguns estudos demonstraram essa associação, enquanto outros não.

Considerações finais

Ao se considerar a relação direta entre poluição atmosférica e prevalência de doenças cardiovasculares, e também que essas moléstias são responsáveis por elevadas taxas de morbidade e mortalidade na população, existe necessidade impreterível de controle das fontes poluidoras do meio ambiente. Para tanto, é primordial a proposição por gestores públicos de planejamento estratégico e políticas públicas voltadas para diminuição da emissão de poluentes, visando minimizar as internações hospitalares, morbidade e mortalidade por doenças cardiovasculares. Essas ações, além de melhorar a qualidade de vida da população, reduzirão, também, o custo financeiro envolvido no tratamento dessas doenças, que atinge valores vultosos.

REFERÊNCIAS

BRAGA, Benedito et al. **Introdução à engenharia ambiental**: O desafio do desenvolvimento sustentável. 2. ed. São Paulo: Pearson Prentice Hall. 2005.

BRASIL. Conselho Nacional do Meio Ambiente – CONAMA, Resolução Nº 003/1990, de 28 de junho de 1990. Estabelece padrões de qualidade do ar para concentração de poluentes atmosféricos, e dá outras providências. **Diário Oficial da União**, Poder executivo, Brasília, DF, 22 ago. 1990. p. 15937-15939.

CAVALCANTI, P. M. P. S. Avaliação dos Impactos Causados na Qualidade do Ar pela Geração Termelétrica. 2003. Dissertação (Mestrado) – Instituto Alberto Luiz Coimbra de Pós-Graduação e Pesquisa de Engenharia da Universidade Federal do Rio de Janeiro – COPPE/UFRJ, Rio de Janeiro, RJ, 2003.

CESARONI, G. et al. Long term exposure to ambient air pollution and incidence of acute coronary events: prospective cohort study and meta-analysis in 11 European cohorts from the ESCAPE Project. **British Medical Journal**, v. 348, n. 213, p. 412-412, 2014.

COHEN, A. et al. Estimates and 25-year trends of the global burden of disease attributable to ambient air pollution: an analysis of data from the Global Burden of Diseases Study 2015. **The Lancet**, v. 389, n. 10082, p. 1907-1918, 2017.

GOMISCEK, B. et al. Spatial and temporal variations of PM_1, $PM_{2.5}$, PM_{10} and particle number concentration during the AUPHEP–project. **Atmospheric Environment**, v. 38, n. 24, p. 3917-3934, 2004.

GUEDES, R. F. et al. Análise do perfil lipídico e dos fatores de risco associados a doenças cardiovasculares em acadêmicos da área da saúde. **Hu Revista**, Juiz de Fora, v. 42, n. 2, p. 159-164, jul. 2016. Disponível em: <http://ojs2.ufjf.emnuvens.com.br /hurevista/about>. Acesso em: 8 fev. 2019.

HASEGAWA, P. T. et al. Geração Termelétrica com Turbinas a Gás Natural e seu Impacto na Qualidade do Ar. In: WORKSHOP. **“Geração Termelétrica a Gás Natural**”, promovido pelo IBAMA e PETROBRAS, 25 a 28 de Junho 2001. Porto Alegre – RS.

KULICK, E. R. et al. Residential Proximity to Major Roadways and Risk of Incident Ischemic Stroke in NOMAS (The Northern Manhattan Study). **Stroke**, v. 49, n. 4, p. 835-841, abr. 2018. Ovid Technologies (Wolters Kluwer Health). http://dx.doi.org/10.1161/strokeaha.117.019580.

LANDRIGAN, P. J. et al. The Lancet Commission on pollution and health. **The Lancet**, v. 391, n. 10119, p. 462-512, fev. 2018. Elsevier BV. http://dx.doi.org/10.1016/s0140-6736(17)32345-0.

MANTOVANI, K. C. C. et al. Poluentes do ar e internações devido a doenças cardiovasculares em São José do Rio Preto, Brasil. **Ciência & Saúde Coletiva**, v. 21, n. 2, p. 509-516, fev. 2016. FapUNIFESP (SciELO). http://dx.doi.org/10.1590/1413-81232015212.16102014.

MCCRACKEN, J. P. et al. Household Air Pollution from Solid Fuel Use. **Global Heart**, v. 7, n. 3, p. 223-234, set. 2012. Elsevier BV. http://dx.doi.org/10.1016/j.gheart.2012.06.010.

MUSTAFIC, H. et al. Main Air Pollutants and Myocardial Infarction. **Journal of the American Medical Association**, v. 307, n. 7, p. 713-713, 2012.

NARDOCCI, A. C. et al. Poluição do ar e doenças respiratórias e cardiovasculares: estudo de séries temporais em Cubatão, São Paulo, Brasil. **Cadernos de Saúde Pública**, v. 29, n. 9, p. 1867-1876, 2013.

RAJAGOPALAN, S. et al. Air Pollution and Cardiovascular Disease. **Journal Of The American College Of Cardiology**, v. 72, n. 17, p. 2054-2070, 2018.

SHAH, A. et al. Short term exposure to air pollution and stroke: systematic review and meta-analysis. **British Medical Journal**, 350, p. 1295-1295, 2015.

SOARES, S. R. C. Efeito aterogênico da poluição atmosférica: associação aos anticorpos anti LDLox e anti peptídeo D da apoB e aos aspectos morfométricos e inflamatórios. **Atherosclerosis**, v. 2, p. 368-373, 2007.

UEDA, Kayo et al. Long-range transported Asian Dust and emergency ambulance dispatches. **Inhalation Toxicology**, v. 24, n. 12, p. 858-867, 2012.

WHO. World Health Organization [homepage na Internet]. **Cardiovacular Diseases (CVD)**, 2016. Disponível em: <https://www.who.int/news-room/fact-sheets/detail/cardiovascular-diseases-(cvds)>. Acesso em: 7 fev. 2019.

IMPACTO DA POLUIÇÃO SONORA NA SAÚDE HUMANA

Andreza Domingos da Silva
José Gerley Díaz Castro

Introdução

O som é algo essencial para a comunicação entre os seres humanos. O ouvido humano é o mais sofisticado sensor de som, é um sistema bastante sensível, delicado, complexo e discriminativo. Ele permite perceber e interpretar os sons provenientes das mais diversas origens, vento, riacho, canto de pássaro, instrumento musical (ZAJARKIEWICCH, 2010).

O som é um fenômeno vibratório resultante de variações da pressão no ar. Essas variações de pressão se dão em torno da pressão atmosférica e se propagam longitudinalmente (FERNANDES, 2002). No entanto, não são todas as flutuações de pressão que produzem a sensação de audição quando atingem o ouvido humano. Som e ruído não são sinônimos. Um ruído é apenas um tipo de som, mas um som não é necessariamente um ruído. O conceito de ruído é associado a som desagradável e indesejável (GERGES, 1992).

Dependendo do indivíduo, os sons e/ou ruídos podem provocar as mais diversas reações físicas e emocionais, como: susto, riso, lágrimas, sensações de prazer e desprazer, participação e segurança, as quais são partilhadas com os semelhantes, tendo como agente intermediário a linguagem falada, adquirida principalmente pela audição (RUSSO, 1997).

Existe uma nítida divisão entre os sons que se apresentam abaixo e acima da voz humana; os sons com níveis inferiores à nossa voz são naturais, confortáveis e não causam perturbação; ao contrário, os sons superiores à voz humana podem ser considerados ruídos, normalmente são produzidos por máquinas, são indesejáveis, e causam perturbação ao homem (FERNANDES, 2002).

Grande parte dos sons são complexos, com diferentes ondas superpostas como a fala, a música e os ruídos. Não existe diferença, em termos físicos, entre som e ruído. A preocupação com os níveis de ruído em relação ao meio ambiente e à saúde data desde os primórdios dos tempos, constituindo um problema de 2.500 anos atrás (GIANINI et al., 2012).

Diariamente o ruído é introduzido no meio ambiente. São sons que provocam desconforto mental/físico, que resultam de vibrações irregulares que podem afetar o equilíbrio sonoro, repercutindo sobre o sistema auditivo e as funções orgânicas. O ruído afeta o organismo humano de várias maneiras, causa prejuízos não só ao funcionamento do sistema auditivo como o comprometimento da atividade física, fisiológica e mental do indivíduo a ele exposto (CARMO, 1999), que dependendo do tempo, da intensidade, da frequência e da susceptividade individual pode levar consequências à saúde de forma irreversível (FERNANDES, 2002).

A Conferência da Terra (ECO 92), realizada no Rio de Janeiro, em 1992, endossou a Agenda 21, um programa de ação mundial para a promoção do desenvolvimento sustentável, que envolve modificação de conceitos e práticas referentes ao desenvolvimento econômico e social. Neste contexto, o ruído foi considerado a terceira maior causa de poluição ambiental, atrás da poluição da água e do ar (BRASIL, 2006).

A poluição sonora é toda emissão de som que, direta ou indiretamente, seja ofensiva ou nociva à saúde, à segurança e ao bem-estar público ou transgrida as disposições fixadas na norma competente (PALMAS, 2001), e que ultrapassados os níveis legais máximos de ruído e de maneira continuada, em determinado tempo pode causar prejuízo à saúde humana ou ao bem estar da comunidade (SILVINKAS, 2008).

O Nível de Intensidade Sonora (NIS) é a intensidade sonora percebida ou detectada pelo ouvido humano e expressa-se habitualmente em decibel (dB) sendo apurada com a utilização de um aparelho chamado decibelímetro (FERNANDES, 2002). O decibel não é um valor numérico absoluto, mas representa uma medida logaritmo para quantificar o NIS, onde, por exemplo, 0 dB significa algo próximo ao silêncio total conforme apresentado no Quadro 1.

Quadro 1 – Exemplos de Níveis de Intensidade Sonora, representados em dB

Nível de Intensidade Sonora (NIS)	Nível de ruído em dB
Próximo ao silencio total	0 dB
Sussurro	15 dB
Conversa com voz baixa	30 dB
Conversa normal	60 dB
Voz humana (alta)	75 dB
Ônibus	75 dB
Trens	78 dB
Túneis da cidade	79 dB
Máquina de cortar grama	90 dB
Ruído metrô	90 dB
Buzina de automóvel	110 dB
Trovão forte	120 dB
Show de rock	120 dB
Estouro de tiro ou rojão	140 dB
Avião a jato	150 dB

Fonte: Adaptado de Fernandes, 2002; Machado, 2004.

Os níveis legais máximos de intensidade sonora em dB recomendados pela Organização Mundial da Saúde (OMS) para ambientes de convivência humana são de 30 à 50dB, apresentando consequências conforme o nível de ruído limite vai aumentando (MACHADO, 2004).

Estes níveis são regulados pela Norma NBR 10.151 – "Avaliação do Ruído em Áreas Habitadas Visando o Conforto da Comunidade", da Associação Brasileira de Normas Técnicas (ABNT), que considera níveis aceitáveis em área estritamente residencial urbana, o limite de 50 dB no horário diurno e, em 45 dB no horário noturno, de segunda a sábado, no período compreendido entre 22 horas e 07 horas, e, nos domingos e feriados, o período compreendido das 22 horas as 09 horas (CONAMA, 1990).

Atualmente há um constante desrespeito à paz pública e ao contrário do que muitos pensam, não é somente após as 22 horas que os ruídos devem ser reduzidos, pois o sossego público deve ser respeitado em qualquer horário, seja durante o dia, ou à noite, nos dias de semana ou nos finais de semana. Na verdade, não importa o horário ou o dia da semana, mas o limite de decibéis do ruído (PINHEIRO, 2014).

Assim, a poluição sonora está presente em toda parte, não se restringe apenas às regiões de grande concentração industrial, como a poluição atmosférica; nem a estritas regiões, como a poluição radiativa; nem a regiões produtoras de álcool, como a poluição dos rios. O barulho está presente em qualquer comunidade, em qualquer tipo de trânsito de veículos, em qualquer processo fabril, em qualquer obra civil (FERNANDES, 2002).

O homem e o meio ambiente: aspectos legais e normativos

A poluição sonora deve ser tratada como um problema social difuso e ambiental, que deve ser combatido pelo poder público, com adoção de políticas públicas de fiscalização e conscientização nas áreas com grande amplitude sonora (PENIDO et al., 2011).

Desde 1941, a poluição sonora já era considerada uma contravenção à paz pública. A Lei nº 3.688/1941, Lei das Contravenções Penais, considera em seu Art. 42º que perturbar alguém, o trabalho ou sossego alheios:

I. com gritaria ou algazarra;
II. exercendo profissão incômoda ou ruidosa, em desacordo com as prescrições legais;
III. abusando de instrumentos sonoros ou sinais acústicos;
IV. provocando ou não procurando impedir barulho produzido por animal de que tem a guarda; pode levar a prisão simples de 15 dias a três meses, ou multa (BRASIL, 1941).

A Lei nº 6.938/81, que dispõe sobre a Política Nacional do Meio Ambiente, seus fins e mecanismos de formulação e aplicação, e dá outras providências, em seu Art. 3º define:

I. meio ambiente, o conjunto de condições, leis, influências e interações de ordem física, química e biológica, que permite, abriga e rege a vida em todas as suas formas;
II. degradação da qualidade ambiental, a alteração adversa das características do meio ambiente;
III. poluição, a degradação da qualidade ambiental resultante de atividades que direta ou indiretamente prejudiquem a saúde, a segurança e o bem-estar da população; criem condições adversas às atividades sociais e econômicas; afetem desfavoravelmente a biota; afetem as condições estéticas ou sanitárias do meio ambiente; lancem matérias ou energia em desacordo com os padrões ambientais estabelecidos (BRASIL, 1981).

Assim, essa lei adota uma definição ampla sobre meio ambiente e coloca o homem como protagonista central, não há relação de superioridade entre os interesses socioeconômicos do ser humano e a preservação e conservação do meio ambiente; está-se numa inter-relação de cunho horizontal, depende-se dos processos cíclicos da natureza e está-se intimamente relacionado com ela, tendo em vista que a sobrevivência do ser humano depende do reconhecimento desta relação (MORAES JR; SILVA, 2011).

A Constituição Federal de 1988, no Art. 225º estabelece que todos têm direito ao meio ambiente ecologicamente equilibrado, bem de uso comum do povo e essencial à sadia qualidade de vida, impondo-se ao Poder Público e à coletividade o dever de defendê-lo e preservá-lo para as presentes e futuras gerações (BRASIL, 1988).

A Resolução nº 01/1990 do Conselho Nacional de Meio Ambiente (CONAMA), que dispõe sobre critérios para a emissão de ruídos em decorrência de quaisquer atividades industriais, comerciais, sociais ou recreativas, inclusive as de propaganda política, determina que a emissão de ruído não devem ser superiores aos considerados aceitáveis pela Norma NBR 10.151 (CONAMA, 1990).

Esta norma fixa as condições exigíveis para avaliação da aceitabilidade do ruído em comunidades, independente da existência de reclamações e estabelece também que a execução dos projetos de construção ou de reformas de edificações para atividades heterogêneas, o nível de som produzido por uma delas não poderá ultrapassar os níveis estabelecidos pela NBR 10.152 – "Níveis de Ruído para Conforto Acústico", da ABNT (CONAMA, 1990).

Nesta perspectiva a Resolução nº 02/1990 do CONAMA institui, sob a responsabilidade do Instituto Brasileiro do Meio Ambiente e dos Recursos Naturais Renováveis (IBAMA), o Programa Nacional de Educação e Controle da Poluição Sonora – SILÊNCIO. Com isso, a questão do ruído excessivo passa ser encarada com mesma seriedade que a poluição dos rios ou do ar, por exemplo, visto também se tratar de saúde humana (ALMEIDA et al., 2016).

A Lei nº 371/92, que Institui o Código de Posturas do Município de Palmas e dá outras providências, em seu Art. 189º dispõe que é proibido perturbar o sossego e o bem-estar público ou da vizinhança com ruídos, algazarras, barulhos ou sons de qualquer natureza, excessivos e evitáveis, produzidos por qualquer forma, ficando proibidos os serviços de som, móveis, aos domingos até às 12 horas (PALMAS, 1992).

A Lei nº 9.605/1998 que dispõe sobre as sanções penais e administrativas derivadas de condutas e atividades lesivas ao meio ambiente, e dá outras providências, em seu Art. 54º considera crime causar poluição de qualquer natureza em níveis tais que resultem ou possam resultar em danos à saúde humana, ou que provoquem a mortandade de animais ou a destruição significativa da flora (BRASIL, 1998).

A Lei Municipal do Meio Ambiente no Art. 96º determina que o controle da emissão de ruídos vise garantir o sossego e bem-estar público, evitando sua perturbação por emissões excessivas ou incômodas de sons de qualquer natureza ou que contrariem os níveis máximos fixados em lei ou regulamento, estando sujeito a multas e punições (PALMAS, 2001).

Os especialistas em matéria de Direito Ambiental e os técnicos da área, concordam que a emissão de sons e ruídos em níveis que causam incômodos às pessoas e animais e que prejudica, assim, a saúde e as atividades humanas, enquadra-se perfeitamente no conceito de poluição legalmente aceito no Brasil (RAMALHO, 2011).

Ciente de que a poluição sonora afeta o ser humano, a flora e a fauna urbana, reduzindo a qualidade de vida, a qualidade ambiental desta e das futuras gerações, deve-se reconhecer que o direito à propriedade, ao domínio e ao uso dos bens deve estar compatibilizado com a sadia qualidade de vida, ao meio ambiente ecologicamente equilibrado (MORAES JR; SILVA, 2011).

Consequências para a saúde humana

Diversos estudos já comprovaram que os ruídos são responsáveis por inúmeros problemas como a redução da capacidade de comunicação e memorização, perda ou diminuição da audição e do sono, envelhecimento prematuro, distúrbios neurológicos, cardíacos, circulatórios, gástricos etc. Muitas das suas consequências perniciosas são produzidas, inclusive, de modo sorrateiro, sem que o indivíduo se dê conta (FIORILLO; RODRIGUES, 1997 apud DORNELLES, 2012).

Os aspectos acústicos têm reflexo em todo organismo e não apenas no aparelho auditivo, ambientes com ruídos intensos e permanentes geram uma gama de efeitos negativos, como alteração do humor, capacidade de concentração, inferências no metabolismo e riscos de problemas cardiovasculares, além de perda auditiva muitas vezes irreversível (SANTOS; JANUÁRIO, 2014).

Quando uma pessoa é submetida a altos níveis de ruído, existe a reação de todo o organismo a esse estímulo, provocando alterações na resposta vegetativa, com mudanças bioquímicas e efeitos cardiovasculares. Quanto aos efeitos para a saúde e o bem-estar pode provocar estresse, distúrbios do sono, ansiedade, irritabilidade e incômodo. Quanto aos efeitos auditivos pode provocar mudança temporária e permanente do limiar auditivo e trauma acústico, configurando a Perda Auditiva Induzida por Ruído (PAIR) (FERNANDES, 2002).

Os sons comuns inseridos no cotidiano das pessoas de até 50 dB ainda são considerados confortáveis, porém acima de 50 dB o organismo começa a sofrer os efeitos negativos do ruído. De 55 a 65 dB a pessoa fica em estado de alerta, não relaxa, diminui o poder de concentração e prejudica a produtividade no trabalho intelectual. De 65 a 70 dB o organismo reage para tentar se adequar ao ambiente, minando as defesas, aumenta o nível de cortisona no sangue, diminuindo a resistência imunológica, aumenta a concentração de colesterol no sangue, induz a liberação de endorfina, tornando o organismo dependente sendo por isso que muitas pessoas só conseguem dormir em locais com rádio ou TV ligados (RAGAZZI, 2014).

O nível de 70 dB é tido como o nível inicial do desgaste do organismo, aumentando o risco de infarto, derrame cerebral, infecções, hipertensão arterial e outras patologias. A 80 dB ocorre a liberação de endorfinas, causando uma sensação de prazer momentâneo. Já a 100 dB pode haver perda de audição (CALIXTO, 2002).

Considerações finais

O som acompanha o homem desde seu nascimento. A poluição sonora é um problema que envolve todos, sendo causada pela intervenção do homem no meio ambiente e gerando consequências para a sua saúde. As leis e normativas já evoluíram muito, porém precisa-se avançar ainda devido à alta ocorrência do ruído urbano, onde a lei do silêncio é praticamente impossível. No entanto, devem-se buscar estratégias para reduzir o impacto da poluição sonora para a proteção do meio ambiente e melhoria da qualidade de vida do homem.

REFERÊNCIAS

ABNT. Associação Brasileira de Normas Técnicas. **Norma NBR 10.151 – Avaliação do ruído em áreas habitadas visando o conforto da comunidade**. Rio de Janeiro – RJ, 2003. Disponível em: <http://www.semace.ce.gov.br/wp-content/uploads/2012/01/Avalia%C3%A7%C3%A3o+do+Ru%C3%ADdo+em+%C3%81reas+Habitadas.pdf>. Acesso em: 16 set. 2018.

______. Associação Brasileira de Normas Técnicas. **Norma NBR 10.152 – níveis de ruído para conforto acústico**. Rio de Janeiro – RJ, 1987. Disponível em: <http://www.joaopessoa.pb.gov.br/portal/wp-content/uploads/2015/02/NBR_10152-1987-Conforto-Ac_stico.pdf>. Acesso em: 16 set. 2018.

ALMEIDA, L. W. et al. Avaliação do nível de ruído nas proximidades do hospital estadual de laranjal do jari (Amapá). **Saúde Meio Ambiente**. Amapá, v. 5, n. 1, p. 43-53, jan./jun. 2016. Disponível em: <http://www.periodicos.unc.br/index.php/sma/article/view/796>. Acesso em: 12 set. 2018.

BRASIL. CONSTITUIÇÃO FEDERAL (1988). **Constituição da República Federativa do Brasil**. Brasília, DF: Senado Federal: Centro Gráfico, 1988. 292 p. ... Constituição do Estado de São Paulo. Disponível em: <http://www.planalto.gov.br/ccivil_03/constituicao/constituicaocompilado.htm>. Acesso em: 15 set. 2018.

BRASIL. Lei nº 3.688/1941. Lei das contravenções penais. Publicação **DOU**, de 03/10/1941. Disponível em: <http://www.planalto.gov.br/ccivil_03/decreto-lei/Del3688.htm>. Acesso em: 22 set. 2018.

BRASIL. Lei nº 6.938/1981. Que dispõe sobre a Política Nacional do Meio Ambiente, seus fins e mecanismos de formulação e aplicação, e dá outras providências. Publicação **DOU**, de 02/09/1981. Disponível em: <http://www2.mma.gov.br/port/conama/legiabre.cfm?codlegi=313>. Acesso em: 22 set. 2018.

BRASIL. Lei nº 9.605/1998. Que dispõe sobre as sanções penais e administrativas derivadas de condutas e atividades lesivas ao meio ambiente, e dá outras providências. Publicação **DOU**, de 13/02/1998 e retificado em 17/02/1998. Disponível em: <http://www.planalto.gov.br/CCIVIL_03/leis/L9605.htm>. Acesso em: 18 set. 2018.

BRASIL. Ministério da Saúde. Secretaria de Atenção à Saúde. Departamento de Ações Programáticas Estratégicas. **Perda auditiva induzida por ruído (Pair)**. Brasília: Editora do Ministério da Saúde, 2006. 40 p. – (Série A. Normas e Manuais Técnicos) (Saúde do Trabalhador; 5. Protocolos de Complexidade Diferenciada). Disponível em: <https://www.paho.org/bra/index.php?option=com_docman&view=download&alias=1357-perda-auditiva-induzida-por-ruido-pair-7&category_slug=saude-do-trabalhador-242&Itemid=965> Acesso em: 15 set. 2018.

CALIXTO, A. **O ruído gerado pelo tráfego de veículos em "rodovias-grandes avenidas" situadas dentro do perímetro urbano de Curitiba, analisado sob parâmetros acústicos objetivos e seu impacto ambiental**. Dissertação. Curitiba, 2002. Disponível em: <http://www.pgmec.ufpr.br/dissertacoes/dissertacao_002.pdf>. Acesso em: 10 nov. 2018.

CARMO, L. I. C. **Efeitos do ruído ambiental no organismo humano e suas manifestações auditivas**. 1999. Monografia. CEFAC – Centro de Especialização em Fonoaudiologia Clínica (Audiologia Clínica). Goiânia, 1999. Disponível em: <http://www.farmacia.ufrj.br/consumo/vidaurbana/Monografia_goiania.pdf> Acesso em: 14 set. 2018.

CARNEIRO, W. A. M. **Perturbações sonoras nas edificações urbanas**: doutrina, jurisprudência e legislação. 2. ed. ver., atual. e amp. São Paulo: Revista dos Tribunais, 2002.

CONAMA. Resolução do conselho nacional do meio ambiente (CONAMA) nº 01, de 8 de março de 1990. Publicada no **DOU** nº 63, de 2 de abril de 1990, Seção 1, p. 6408. Disponível em: <http://www2.mma.gov.br/port/conama/legiabre.cfm?codlegi=98>. Acesso em: 18 set. 2018.

CONAMA. **Resolução do conselho nacional do meio ambiente (CONAMA) nº 02, de 28 de março de 1994**. Disponível em: <http://www2.mma.gov.br/port/conama/legiabre.cfm?codlegi=143>. Acesso em: 18 set. 2018.

DORNELLES. A. **A poluição sonora no ambiente**: impactos na saúde humana e aspectos legais. 2012. Monografia. UNIJUÍ – Universidade Regional do Noroeste do Estado do Rio Grande do Sul. Rio Grande do Sul, 2012. Disponível em: <http://bibliodigital.unijui.edu.br:8080/xmlui/handle/123456789/1316?show=full>. Acesso em: 10 nov. 2018.

GERGES, S. N. Y. **Ruídos**: fundamentos e controle. Revisores: Elizabeth R. C. Marques, Roberto Müller Heidrih. Florianópolis: 1992.

GIANINI, C. F. et. al. Avaliação do ruído ambiental: monitoramento e caracterização do ruído de fundo em Maringá – PR. **Iniciação Científica CESUMAR**. Maringá, v. 14, n. 1, p. 55-62, jan./jun. 2012. Disponível em: <http://www.cesumar.br/prppge/pesquisa/epcc2011/anais/camila_fernanda_giannini.pdf>. Acesso em: 14 set. 2018.

FERNANDES, J. C. **Acústica e ruídos**. Apostila. Faculdade de Engenharia UNESP – Depto de Engenharia Mecânica. Laboratório de Acústica e Vibrações. Bauru, Capítulo 9, p. 71, 2002. Disponível em: <http://wwwp.feb.unesp.br/jcandido/acustica/Apostila/Capitulo%2009.pdf>Acesso em: 10 set. 2018.

MACHADO, A. A. Poluição sonora como crime ambiental. **Revista Jus Navigandi**, ano 9, n. 327, 30 maio 2004. Disponível em: <https://jus.com.br/artigos/5261/poluicao-sonora-como-crime-ambiental>. Acesso em: 14 nov. 2018.

MORAES JUNIOR, A. S.; SILVA, R. A. M. **Do impacto da poluição sonora no meio ambiente urbano**. Disponível em: <http://www.publicadireito.com.br/artigos/?cod=2e5cc5258c6fe155>. Acesso em: 22 set. 2018.

PALMAS. Prefeitura Municipal de Palmas. **Lei n.º 371/92, de 04 de Novembro de 1992**. Que Institui o Código de Posturas do Município de Palmas e dá outras providências. Palmas, 1992. Disponível em: <http://www.palmas.to.gov.br/media/doc/arquivoservico/Lei_Ordin%C3%A1ria_371-92_C%C3%B3digo_de_Posturas_atualizado_2.pdf>. Acesso em: 3 nov. 2018.

______. Prefeitura Municipal de Palmas. **Lei n.º 1011, de 04 de junho de 2001**. Dispõe sobre a política ambiental, equilíbrio ecológico, preservação e recuperação do meio ambiente e dá outras providências. Palmas, 2001. Disponível em: <https://legislativo.palmas.to.gov.br/media/leis/lei-ordinaria-1011-2001-06-04-22-1-2016-16-25-41.pdf>. Acesso em: 12 set. 2018.

PENIDO, E. C. et al. Poluição sonora: aspectos ambientais e saúde pública. **Revista das Faculdades Integradas Vianna Junior, Vianna Sapiens**, v. 2, n. 1, 2011. Disponível em: <http://viannasapiens.com.br/revista/article/view/48>: Acesso em: 10 nov. 2018.

PINHEIRO, A. M. **Poluição Sonora x Sossego Público. Barulho Excessivo é contravenção penal**. 2014. Disponível em: <https://adriano-pinheiro.

jusbrasil.com.br/artigos/112665127/poluicao-sonora-x-sossego-publico>. Acesso em: 10 nov. 2018.

RAGAZZI, M. A. **A poluição sonora e a proteção legal**. São Paulo, 2014. Disponível em: <http://www.eduvaleavare.com.br/wp-content/uploads/2014/07/a_poluicao.pdf>. Acesso em: 10 nov. 2018.

RAMALHO, R. Poluição sonora urbana: legislação federal x competência municipal. **Revista Jus Navigandi**, Teresina, ano 16, n. 3068, 25 nov. 2011. Disponível em: <https://docplayer.com.br/15208501-Artigo-legislacao-federal-sobre-poluicao-sonora-urbana-e-competencia-dos-municipios.html>. Acesso em: 18 set. 2018.

RUSSO, I. C. P. **Acústica e Psicoacústica. Aplicadas à Fonoaudiologia**. São Paulo: Ed. Lovise Ltda, 1997.

SANTOS, D. F.; JANUÁRIO, T. S. Avaliação de higiene industrial e segurança do trabalho numa indústria metalúrgica de Campina Grande – PB. In: ENCONTRO NACIONAL DE ENGENHARIA DE PRODUCAO, 34., 2014. Curitiba. **Anais**... Curitiba: ENEGEP, 2014, p.1-15. Disponível em: <http://www.abepro.org.br/biblioteca/enegep2014_TN_STP_198_123_23544.pdf>. Acesso em: 19 set. 2018.

SILVINKAS, L. P. **Manual do Direito Ambiental**. São Paulo: Saraiva. 2008.

ZAJARKIEWICCH, D. F. B. **Poluição sonora urbana**: principais fontes. Aspectos jurídicos e técnicos. 2010. 235f. Dissertação (Mestrado em Direito) – Pontifícia Universidade Católica de São Paulo - Puc-SP. São Paulo, 2010. Disponível em: <http://www.dominiopublico.gov.br/download/teste/arqs/cp136499.pdf>. Acesso em: 14 set. 2018.

APROVEITAMENTO INTEGRAL DOS ALIMENTOS COMO ESTRATÉGIA DE COMBATE AO DESPERDÍCIO

Larissa Jorge Coelho
Juliana Fonseca Moreira da Silva
Guilherme Nobre Lima do Nascimento

Introdução

A nutrição é uma ciência que tem como o objetivo, avaliar o alimento e as modificações que este sofre ao passar pelo organismo, além de estudar as relações entre a saúde, alimentação e o desenvolvimento biofísico e mental. As pesquisas sobre estas relações vêm sendo desenvolvidas pela humanidade há muito tempo, visto que, sem a alimentação, os seres humanos já teriam desaparecido da Terra.

Citada desde a antiguidade por Hipócrates, que há 2500 anos relatou a inter-relação entre nutrição e doenças, Pasteur que em meados dos anos de 1857 afirmou sobre a necessidade de aprofundar o estudo dos alimentos. Na América do Sul, no ano de 1937 Pedro Escudeiro introduziu nas escolas de medicina da Argentina o estudo da alimentação e nutrição (TIRAPEGUI, 2002). No Brasil o Professor Geraldo de Paula Souza, foi o responsável pela criação do primeiro curso no ano de nutrição em 1939, promovido pelo Instituto de Higiene de São Paulo, no Instituto de Nutrição na Universidade de São Paulo (USP), formando os primeiros dietistas ou auxiliar em nutrição, de nível técnico ainda nas décadas de 40 e 50 (VASCONCELOS, 2002).

A alimentação exerce um papel fundamental para o ser humano desde o nascimento, tornando possível a partir da ingestão de alimentos a extração de nutrientes como proteínas, carboidratos, lipídeos, vitaminas e sais minerais, auxiliando em um adequado funcionamento do organismo, como a geração de energia para as funções vitais (RECINE; RADAELLI, 2009).

A alimentação como um direito

O direito à alimentação de qualidade e em quantidade adequada é direito de todo cidadão e assegurado pela Declaração Universal dos Direitos Humanos (CARVALHO et al., 2003). A alimentação passou a figurar como direito social no Artigo 6º da Constituição Federal, após a Emenda Constitucional 064/2010 que incluiu o direito à alimentação entre os direitos sociais individuais e coletivos (BRASIL, 2010).

A Lei nº. 11.346/2006, denominada Lei Orgânica de Segurança Alimentar e Nutricional (Losan), considerada o marco para a exequibilidade da política de segurança alimentar no Brasil estabelece definições, princípios, diretrizes, objetivos e composição do Sistema Nacional de Segurança Alimentar e Nutricional (Sisan), e designa que a alimentação adequada é direito fundamental do ser humano, indispensável à realização dos direitos consagrados na Constituição Federal, devendo o poder público adotar as políticas e ações que se façam necessárias para promover e garantir a segurança alimentar e nutricional da população.

As pesquisas das últimas décadas apontam a associação entre dieta e doenças crônico-degenerativas, e associa aos alimentos funcionais a capacidade de proporcionar benefícios à saúde que perpassam aqueles conferidos pelos nutrientes presentes nos alimentos. Isto possibilita a junção entre a convencional dieta terapêutica à uma conduta dietoterápica funcional, levando em consideração a capacidade dos alimentos funcionais de reduzir o risco de ocorrência de doenças crônico degenerativas (PASCHOAL, 2001).

De acordo com a *Food and Agriculture Organization of the United Nations* (FAO, 2013), cerca de um terço dos alimentos para consumo humano é desperdiçado no mundo, o que corresponde a 1,3 bilhões de toneladas desperdiçadas por ano em toda a cadeia, produção, transporte, armazenamento, distribuição e consumo final pela população. O consumo doméstico é responsável por cerca de 20% deste desperdício, envolvendo partes como talos, folhas, sementes e cascas que são consideradas as partes mais nutritivas em relação às partes normalmente consumidas (IBGE, 2005).

O Brasil é um dos maiores produtores de alimentos do mundo, mas enfrenta dificuldades em relação ao desperdício durante as etapas da cadeia produtiva, gerando números de desperdício que se aproximam de 64% da produção de alimentos gerada anualmente, o que incide diretamente na quantidade e na qualidade dos produtos (ONU, 2012).

Segundo Ministério da Agricultura Pecuária e Abastecimento (MAPA, 2007), no Brasil os desperdícios com hortaliças atingem 37 quilogramas (kg) por pessoa em um ano, sendo que neste mesmo período o Instituto Brasileiro de Geografia e Estatística (IBGE) afirma que são consumidos em média, apenas 35 kg por pessoa, se os alimentos desperdiçados no Brasil fossem utilizados de maneira consciente poderiam alimentar em torno de 35 milhões brasileiros (PHILERENO; DALEGRAVE, 2017).

O desperdício de alimentos é um assunto pertinente vinculado à cultura do povo brasileiro, considerado o país do desperdício (IBGE, 2005). Dentre as possíveis causas para este desperdício, estão: fatores culturais, econômicos, políticos e tecnológicos englobando as principais etapas da cadeia de movimentação dos alimentos (CASTRO, 2002).

As transformações sociais que a população brasileira vivenciou nas últimas décadas resultaram em alterações no seu padrão de consumo alimentar e estado de saúde, ocasionando impacto na redução da pobreza, fome e desnutrição, ~~e~~ em contrapartida houve um ~~o~~ aumento do excesso de peso gerando problemas relacionados à alimentação e nutrição (BRASIL, 2012).

O aumento do consumo de alimentos industrializados contrapõe os padrões ideais da alimentação saudável, pautada no consumo adequado, de vegetais, evitando-se alimentos ultraprocessados, que favorecem a obesidade (MONTEIRO et al., 2009; BRASIL, 2014).

O desperdício de toneladas de alimentos a nível mundial não comprometem apenas as 870 milhões de pessoas que passam fome todos os dias, levam também, a perdas econômicas e geram impactos ambientais negativos nos recursos naturais, como a água, solo e ar, que são usados na sua produção. Ainda, os restos alimentares que deterioram nos aterros sanitários, lixões e aterros controlados, causam uma elevada produção de gás metano, prejudicial ao meio ambiente (FAO, 2013; SEBRAE, 2015).

Uma pesquisa realizada pelo Instituto Akatu aponta que uma das causas para o desperdício ocasionado pelo consumidor está relacionado à falta de consumo consciente e o aproveitamento de apenas 40% das frutas e hortaliças, por falta de orientação sobre a utilização dos talos, folhas, cascas e sementes (MATTAR, 2008). Segundo análises químicas as cascas das frutas desperdiçadas pela maioria da população apresentam de um modo geral, uma quantidade de nutrientes maior em relação às próprias partes comestíveis das frutas, além de propriedades funcionais (GONDIM et al., 2005).

O lixo brasileiro, calculado por ABRELPE (2013) em 2013, foi de 76.387.000 toneladas. Em sua maior parte é de origem orgânica, resultado de uma sociedade consumista que utiliza os alimentos de maneira incorreta, assim como a inadequada deposição do resíduo alimentar no solo, responsável pela geração de odor desagradável pela produção do chorume, líquido resultante da putrefação da matéria orgânica, de composição físico-química variada que normalmente contaminado e com potencial para atingir os rios e os lençóis freáticos, favorecendo assim, impactos ao meio ambiente (SANTOS, 2008; LAURINDO; RIBEIRO, 2014).

Alguns programas foram desenvolvidos como estratégias de combate à fome e redução do desperdício de alimentos, e são importantes ferramentas para a conscientização da população e reversão do desperdício, entre eles: O Programa Mesa Brasil do Serviço Social do Comércio (SESC), o Banco de Alimentos uma iniciativa de abastecimento e segurança alimentar do Ministério do Desenvolvimento Social e Combate à Fome e o Programa de Aquisição de Alimentos (PAA) que é uma das iniciativas do programa Fome Zero (BANCO DE ALIMENTOS, 2003; MINISTÉRIO DO DESENVOLVIMENTO SOCIAL E COMBATE À FOME, 2009; PROGRAMA DE AQUISIÇÃO DE ALIMENTOS, 2009).

Uma das maneiras de reduzir o desperdício dos alimentos, é através do aproveitamento integral, ou seja, das partes que normalmente são desprezadas, cascas, folhas, talos, que além de tornar a preparação de baixo custo, ser de fácil acesso e melhorar o valor nutricional, proporciona também o aumento da disponibilidade e no rendimento da refeição (GAVA, 1984).

Para que o aproveitamento integral dos alimentos seja desenvolvido de maneira segura, são necessárias as boas práticas de manipulação de partes normalmente descartadas, e segundo a ANVISA (2005), boas práticas são procedimentos de higiene que devem ser obedecidos pelos manipuladores, desde a escolha e compra dos produtos a serem utilizados no preparo do alimento até a venda para o consumidor. O objetivo é ~~de~~ evitar a ocorrência de doenças provocadas pelo consumo de alimentos contaminados e obter um produto final de qualidade, quanto à palatabilidade, segurança higiênico-sanitária e manutenção dos valores nutricionais.

Estudos comprovam a eficácia do desenvolvimento de receitas culinárias com partes alimentares normalmente desperdiçadas, Nunes e Botelho (2009) desenvolveram receitas com o intuito de aproveitar integralmente as partes desperdiçadas, e como resultado comparativo entre o bolo de banana, que apresentou grau de aceitabilidade de 94% e o do bolo de casca de banana com 98,8%, além deste último apresentar valor calórico reduzido e maior aporte de fibras em relação ao bolo feito com a banana.

A educação nutricional é de grande importância econômica e nutricional, visto que é possível estimular o desenvolvimento de novos produtos, com utilização integral dos alimentos, pela sociedade e indústrias alimentícias, minimizando a geração de resíduos sólidos que chegam ao meio ambiente e gerar uma proposta de reeducação alimentar segura. A educação alimentar e nutricional proporciona conhecimentos e habilidades que permitem aos indivíduos a produção, descoberta, seleção e o consumo dos alimentos de maneira adequada, saudável e segura, fortalece culturas alimentares das diversas regiões do País e diminui o desperdício dos alimentos (MINISTÉRIO DO DESENVOLVIMENTO SOCIAL, 2008).

Considerações finais

A fim de atingir um maior equilíbrio social, é fundamental que o consumidor tenha conhecimento de suas necessidades nutricionais e torne-se imponderado em relação à transformação da sua realidade e da sua capacidade de influenciar os hábitos de consumo da comunidade, em relação ao consumo diário, pois a redução do lixo orgânico aumenta a concepção de que saúde pessoal se relaciona com a alimentação e meio ambiente, estimulando o interesse de práticas cada vez mais saudáveis no cotidiano.

REFERÊNCIAS

ABRELPE. **Panorama dos resíduos sólidos no Brasil**. 2013. Disponível em: <http://www.abrelpe. org.br/Panorama/panorama2013.pdf>. Acesso em: 31 ago. 2018.

ANVISA. Agência Nacional de Vigilância Sanitária. **Gerência-Geral de Alimentos**. Cartilha sobre Boas Práticas para Serviços de Alimentação. Brasília: Ministério da Saúde. 2005.

BANCO DE ALIMENTOS. **Banco de Alimentos e Colheita Urbana**: aproveitamento integral dos alimentos. Rio de Janeiro: SESC/DN, 2003.

BRASIL. **Constituição da República Federativa do Brasil de 1988**. Disponível em: <http://www.planalto.gov.br/ccivil_03/constituicao/constitui%C3%A7ao.htm.>. Acesso em: 20 jul. 2010.

BRASIL. Ministério da Saúde. **Guia Alimentar para a População brasileira**. 2014. p. 15-44. Disponível em: <http://portalsaude.saude.gov.br/images/pdf/2014/novembro/05/Guia-Alimentar-para-a-pop-brasiliera-Miolo-PDF-Internet.pdf>. Acesso em: 12 set. 2018.

______. Ministério da Saúde. **Política Nacional de Alimentação e Nutrição**. 2012. p. 6. Disponível em: <http://bvsms.saude.gov.br/bvs/publicacoes/politica_nacional_alimentacao_nutricao. pdf>. Acesso em: 12 set. 2018.

______. Ministério do Desenvolvimento Social. **Educação alimentar e nutricional**. Disponível em: <http://mds.gov.br/assuntos/seguranca-alimentar/alimentacao-saudavel/educacao-alimentar-e-nutricional>. Acesso em: 31 ago. 2018.

CARVALHO, M. S. et al. Pobreza e Desnutrição no Brasil: Avaliação do programa "incentivo ao combate as carências nutricionais (ICCN)". **Caderno de Debates**, Campinas, v. 10, p. 25- 42, 2003.

CASTRO, M. H. C. A. **Fatores determinantes de desperdício de alimentos no Brasil**: Diagnóstico da situação. Fortaleza: UECF, 2002. 93 f. Monografia (Especialização em Gestão de Qualidade em Serviços de Alimentação) – Universidade Estadual do Ceará, 2002.

FOOD AND AGRICULTURE ORGANIZATION OF THE UNITED NATIONS – FAO. **Food Wastage Photoprint**: Impacts on natural resources. Summary Report. 2013.

GAVA, Altanir Jaime. **Princípio de Tecnologia de Alimentos**. São Paulo: Nobel, 1984.

GONDIM, J. A. M. et al. Composição centesimal e de minerais em cascas de frutas. **Ciência e Tecnologia de Alimentos**, v. 25, p. 825-827, 2005.

LAURINDO, T. R.; RIBEIRO, K. A. R. Aproveitamento integral de alimentos. **Interciência & Sociedade**, v. 3, p. 17-26, 2014.

______. **Lei nº 11.346, de 15 de setembro de 2006**. Cria o Sistema de Segurança Alimentar e Nutricional –SISAN com vistas em assegurar o direito humano à alimentação adequada e dá outras providências. Disponível em: <http://www6.senado.gov.br/legislacao/ListaPublicacoes.action?id=254735> Acesso em: 20 jul. 2010.

MINISTÉRIO DA AGRICULTURA, PECUÁRIA E ABASTECIMENTO – MAPA. **O Papel dos Bancos de Alimentos na Redução dos Desperdícios de Alimentos**. 2007.

MATTAR, H. **Caderno Temático**: a nutrição e o consumo consciente. São Paulo, 2007.

MESA BRASIL. Disponível em: <http://www.mesabrasil.sesc.com.br/oquee.html>. Acesso em: 31 ago. 2018.

MINISTÉRIO DO DESENVOLVIMENTO SOCIAL E COMBATE À FOME. **Banco de Alimentos**. Disponível em: <http://www.mds.gov.br/programas/seguranca-alimentar-e-nutricional-san/banco-dealimentos>. Acesso em: 31 ago. 2018.

MONTEIRO, C. A. et al. Causas do declínio da desnutrição infantil no Brasil, 1996-2007. **Revista de Saúde Pública**, v. 43, p. 35-43, 2009.

NUNES, J. T.; BOTELHO, R. B. A. **Aproveitamento integral dos alimentos**: qualidade nutricional e aceitabilidade das preparações. 64 f. Monografia (Especialização em Qualidade em Alimentos) – Curso de Pós-Graduação em Turismo, Universidade de Brasília, DF. 2009.

PASCHOAL, Valéria. Alimentos para a saúde. **Revista Sadia Light**. São Paulo, 2001.

PHILERENO, D. C.; DALEGRAVE, J. O Desperdício de Alimentos: Um Estudo de caso na Ceasa Serra-RS. **Estudo & Debate, Lajeado**, v. 24, n. 1, p. 7-25, 2017.

PROGRAMA DE AQUISIÇÃO DE ALIMENTOS. Disponível em: <http://www.mds.gov.br/programas/seguranca-alimentar-e-nutricional-an/programa--de-aquisicao-dealimentos-paa>. Acesso em: 31 ago. 2018.

RECINE, Elisabetta; RADAELLI, Patrícia. **Alimentação e cultura**. Brasília, DF. Disponível em: <http://nutricao.saude.gov.br/documentos/alimentacao_cultura.pdf>. Acesso em: 31 ago. 2018.

RESTAURANTE POPULAR. Disponível em: <http://www.mds.gov.br/programas/seguranca-alimentare-nutricional san/restaurante-popular>. Acesso em: 31 ago. 2018.

SANTOS, Maria Helena Oliveira. Desperdício de alimentos e sua interferência no meio ambiente. **Instituto Construir e Conhecer**, Goiânia, n. 5, 2008.

SEBRAE. **Sustentabilidade em alimentação fora do lar**: desafios e vantagens. Brasília: Sebrae, 2015.

TIRAPEGUI, J. **Nutrição**: Fundamentos e Aspectos atuais. São Paulo: Editora Atheneu, 2002. p. 7-36. Disponível em: <http://www.akatu.org.br>. Acesso em: 31 ago. 2018.

VASCONCELOS, F. A. G. O nutricionista no Brasil: uma análise histórica. **Rev. Nutr.**, v. 15, n. 2, p. 127-38, 2002.

ÁREAS DE ATUAÇÃO DO NUTRICIONISTA E SUA RELAÇÃO COM O MEIO AMBIENTE

Carolina Abreu Teixeira Leitão
Tainara Pereira de Araújo
José Gerley Díaz Castro
Renata Junqueira Pereira

Introdução

Ao longo da vida nos deparamos com uma pergunta bastante comum, seja em aulas, cursos ou treinamentos: o que é meio ambiente? Quase sempre ouvimos as mesmas respostas, referindo-se a animais, plantas, à água, ou seja, há uma associação bastante comum entre natureza e meio ambiente, porém, o conceito de meio ambiente compreende tudo o que está inserido no ambiente, desse modo, é o conjunto de todas as coisas que possuem vida e que não a possuem. A Política Nacional de Meio Ambiente agrega objetivos para proteção, recuperação e restauração do meio ambiente, com o intuito de assegurar condições que garantam a manutenção do equilíbrio ecológico, pois este é um meio de uso coletivo (BRASIL, 1981).

A alimentação é uma atividade que envolve muito mais que o simples ato de comer e a disponibilidade de alimentos, pois se deve levar em consideração toda a cadeia de produção, ou seja, do plantio até chegar a mesa do consumidor, além de envolver questões tecnológicas, financeiras e sociais que são abarcadas por diversas áreas de conhecimento (RIBEIRO; JAIME; VENTURA, 2017).

Este capítulo traz reflexões sobre áreas de atuação do nutricionista e sua relação com meio ambiente e sustentabilidade, abordando os principais temas da nutrição em saúde coletiva e nutrição clínica, com o intuito de apresentar ao leitor duas áreas de atuação do nutricionista que são muito próximas, porém com atribuições diferentes.

Nutrição em saúde coletiva e meio ambiente

Compete ao profissional nutricionista, segundo a Resolução CFN nº 600 (BRASIL, 2018) organizar, coordenar, supervisionar e avaliar os serviços de nutrição; prestar assistência dietoterápica e promover a educação alimentar e nutricional a coletividades ou indivíduos, sadios ou enfermos, em instituições públicas ou privadas, e em consultório de nutrição e dietética; além de atuar no controle de qualidade de gêneros e produtos alimentícios e participar de inspeções sanitárias.

Em seu trabalho, Preuss (2009) destaca algumas formas de intervenção do Nutricionista, em cada uma das áreas de atuação, em prol da sustentabilidade. De acordo com a autora, no âmbito da Alimentação Coletiva, o profissional pode influenciar os fornecedores de gêneros alimentícios à produção sustentável; atentar-se à utilização racional de alimentos, evitando comprar alimentos congelados e fora de época; dar preferência à compra de alimentos produzidos regionalmente, frescos e da estação; utilizar equipamentos que sejam econômicos em gasto de energia e água; elaborar projetos voltados à diminuição do desperdício de alimentos, água e energia; realizar coleta seletiva e reciclagem do lixo.

Dentro da subárea de políticas e programas educacionais, destaca-se o segmento de alimentação e nutrição no ambiente escolar, por meio do Programa Nacional da Alimentação Escolar (PNAE). O PNAE é o mais antigo programa do governo brasileiro na área de alimentação escolar e de Segurança Alimentar e Nutricional (SAN), sendo considerado um dos mais abrangentes do mundo, no que se refere ao atendimento universal aos escolares e à garantia do direito humano à alimentação adequada e saudável (BRASIL, 2015). Conforme as principais legislações que normatizam o PNAE, a Lei nº 11.947/2009 e a Resolução nº 26/2013, com suas diretrizes e princípios, observa-se que a execução do programa é complexa e extrapola o entendimento inicial de que o PNAE tenha sido criado apenas com o intuito de fornecer alimentação para as crianças.

No Brasil, em 2010, por meio da Emenda Constitucional nº 64/2010, a alimentação adequada tornou-se um direito constitucional, portanto, o poder público deve adotar políticas e ações necessárias para promover e garantir a SAN da população.

A adoção dessas políticas e ações de SAN deverá levar em conta as dimensões ambientais, culturais, econômicas, regionais e sociais (BRASIL, 2006). Isso porque a alimentação adequada, segundo Leão e Recine (2011), engloba diferentes dimensões: diversidade; qualidade sanitária; adequação nutricional; livre de contaminantes, agrotóxicos e organismos geneticamente modificados; respeito a valorização da cultura alimentar nacional e regional; acesso à informação, entre outros. Uma alimentação adequada e saudável deriva de sistema alimentar socialmente e ambientalmente sustentável (BRASIL, 2014).

Sabendo-se que a formação de hábitos alimentares se inicia na infância e que a escola se destaca enquanto um espaço propício à formação de hábitos saudáveis e à construção da cidadania, é necessário considerar a crescente demanda por ações de Educação Alimentar e Nutricional (EAN) no ambiente escolar. Sobretudo se considerarmos as mudanças no perfil epidemiológico e nutricional da população, onde no passado o principal enfrentamento nutricional do país era o da fome e da desnutrição e, na atualidade, se assiste ao aumento da prevalência de obesidade, de forma alarmante, no fenômeno denominado Transição Alimentar e Nutricional.

Dessa forma, as ações de EAN, no que diz respeito à dimensão ambiental, são de grande relevância para conscientização da problemática socioambiental, devendo abranger aspectos relacionados ao alimento e à alimentação, bem como os processos de produção, abastecimento e transformação aos aspectos nutricionais.

É fundamental proporcionar aos alunos autonomia no que diz respeito às escolhas que afetam diretamente sua saúde, portanto, é indispensável a introdução de práticas relacionadas à educação alimentar e nutricional, que lhes proporcionem conhecimentos necessários para avaliar e efetivar suas escolhas de forma consciente (BRASIL, 2008). Essa abordagem deve ocorre de forma interdisciplinar, integrando a educação ambiental à educação alimentar e nutricional, de forma crítica e participativa dos envolvidos, pois segundo Santos (2005) acredita-se que, quanto maior o acesso dos estudantes a informações, maior será a sensibilização deles em relação ao autocuidado e à associação entre alimentação e saúde, se estendendo também a seus familiares.

O fortalecimento de um modelo de produção, segundo Friedmann (2000), pautado na agricultura intensiva, mecanizada, com elevada utilização de produtos químicos, com consequências ambientais e sociais, como a marginalização de grande parte de produtores rurais e aumento da pobreza no campo; agrava ainda mais o quadro de excesso de peso e a degradação ao meio ambiente.

Para diminuir os impactos desse tipo de agricultura, o PNAE desponta com potencial reintegrador, direcionando a um modelo de produção e consumo de alimentos mais sustentável, contribuindo para o enfrentamento das problemáticas no campo do consumo e da produção de alimentos, uma vez que preconiza o desenvolvimento de ações de educação alimentar e nutricional à população e o incentivo ao consumo de produtos oriundos da agricultura familiar.

EAN e horta escolar

A definição de EAN, adotada pelo PNAE, conforme a Resolução CD/FNDE nº 26/2013 (BRASIL, 2013) consiste no conjunto de ações formativas, de prática contínua e permanente, transdisciplinar e multiprofissional, que objetiva estimular a adoção voluntária de práticas e escolhas alimentares saudáveis, que colaborem para a aprendizagem, o estado de saúde do escolar e a qualidade de vida do indivíduo. Na prática, essas ações são desenvolvidas penas em caráter disciplinar, em sua grande maioria, na disciplina de ciências, e de forma pontual e desconexa da realidade.

A horta, quando inserida no ambiente escolar, pode ser um laboratório vivo, que possibilita o desenvolvimento de diversas atividades pedagógicas em educação ambiental e alimentar, unindo teoria e prática de forma contextualizada, auxiliando no processo de ensino-aprendizagem e estreitando relações, por meio da promoção do trabalho coletivo e cooperado entre os agentes sociais envolvidos.

As atividades realizadas na horta escolar contribuem para os alunos compreenderem os riscos da utilização de agrotóxicos à saúde humana e ao meio ambiente; proporcionam uma compreensão da necessidade da preservação do meio ambiente escolar; desenvolvem a capacidade do trabalho em equipe e da cooperação; proporcionam maior contato com a natureza. Proporcionam ainda a modificação dos hábitos alimentares dos alunos, além da percepção da necessidade de reaproveitamento de materiais tais como: garrafas "pet", embalagens "tetra-pak", copos descartáveis, entre outros. Tais atividades auxiliam no desenvolvimento da consciência de que é necessário adotar um estilo de vida menos impactante no meio ambiente, bem como propiciam a integração dos alunos com a problemática ambiental, vivenciada a partir do universo da horta escolar (CRIBB, 2010).

Além disso, a horta pode também se tornar um ambiente integrador da comunidade escolar e instrumento para o ensino das diferentes disciplinas do ensino fundamental, propiciando atividades práticas e prazerosas a alunos, professores, funcionários e famílias (FROES et al., 2015).

Agricultura familiar

O Fundo Nacional de Desenvolvimento da Educação (FNDE) repassa a verba, provenientes do governo federal, para a alimentação escolar dos estados e municípios, com base no número de alunos matriculados na educação básica. Conforme a Lei nº 11.947/2009 (BRASIL, 2009) e a Resolução CD/FNDE nº 26/2013 (BRASIL, 2013), no mínimo, trinta por cento (30%) do total destes recursos devem ser destinados à compra de alimentos, preferencialmente orgânicos, produzidos pela agricultura familiar (AF), local, regional ou nacional.

Marsden (2003) ressalta que a formação de cadeias alimentares, que reconectem os produtores e os consumidores, por meio da mediação das instituições públicas, podem até contrapor os modelos dominantes de abastecimento agroalimentar, dominados pelas longas cadeias do agronegócio e do setor varejista, na distribuição de alimentos. Portanto, a inserção de produtos, oriundos da produção rural local nos cardápios da alimentação escolar, fortalecerá a agricultura familiar, o consumo de alimentos regionais, a maior diversidade e oferta de alimentos de qualidade, a preservação do hábito regional e o aumento do consumo de alimentos *in natura* e/ou minimamente processados.

Carvalho (2009) ao analisar experiências exitosas em municípios brasileiros, antes das novas diretrizes de execução do PNAE, ressaltou que as licitações sustentáveis na alimentação escolar podem promover o desenvolvimento regional, a inclusão social, a movimentação da economia local, o consumo de alimentos mais frescos por parte dos escolares, a redução nos gastos com transportes e a promoção de educação alimentar e nutricional, para além do espaço escolar.

Segundo Brasil (2010), os dados do Conselho Nacional de Segurança Alimentar e Nutricional (CONSEA) sobre a produção da AF mostram a contribuição que este segmento representa na produção de alimentos para o mercado interno, destacando a necessidade de apoiar este modelo produtivo, por meio de políticas agrárias e agrícolas, bem como a valorização da produção destes agricultores.

Além disso, a maior aproximação entre agricultores familiares e consumidores pode promover uma integração, baseada em princípios de sustentabilidade, podendo contribuir não só para a redução de impactos ambientais e consumo de alimentos processados, mas também para a redução do êxodo rural e da pobreza rural e urbana.

Nutrição clínica e meio ambiente

De acordo com a Resolução CFN nº 600 (BRASIL, 2018) compete ao nutricionista, prestar assistência nutricional e dietoterápica; promover educação nutricional; prestar auditoria, consultoria e assessoria em nutrição e dietética; planejar, coordenar, supervisionar e avaliar estudos dietéticos; prescrever suplementos nutricionais; solicitar exames laboratoriais; prestar assistência e treinamento especializado em alimentação e nutrição a coletividades e indivíduos, sadios e enfermos, em instituições públicas e privadas, em consultório de nutrição e dietética e em domicílio.

A nutrição vem se transformando, no decorrer dos anos, conforme as grandes mudanças no cenário da alimentação, em virtude das evoluções tecnológicas, que influenciam de modo significativo, diversos aspectos do cotidiano, seja em questões básicas, como os padrões de consumo alimentar ou, até mesmo, nos impactos ambientais causados pela agricultura, indústria, transporte e distribuição dos alimentos (TAKEUTI; OLIVEIRA, 2013; TOLEDO, 2014).

Novos desafios são impostos a esta área de atuação do nutricionista, pois, com o avanço da tecnologia e o aumento da produção de alimentos, para atender aos novos padrões de consumo, surge a utilização de agrotóxicos, com o intuito de eliminar pragas que atingem as plantações. Contudo, esse uso desenfreado de substâncias químicas pode causar sérios agravos à saúde humana, geralmente após longos períodos de exposição (CASTRO et al., 2016). Cabe ao profissional nutricionista auxiliar a população na reeducação alimentar, assumindo hábitos alimentares baseados no bom senso e no equilíbrio nutricional, dando ênfase a alimentos *in natura,* produzidos preferencialmente sem a utilização de agrotóxicos (AMANCIO, 2008).

Pode-se afirmar que o processo de transição nutricional, ou seja, as mudanças nos padrões nutricionais, causam impacto não apenas a saúde humana, como também o meio ambiente, em decorrência da produção de novos produtos, muitas vezes com danos ao meio ambiente, geração de efluentes industriais (biológicos e químicos) e resíduos sólidos.

As mudanças observadas no meio ambiente devido à urbanização, as mudanças sociais e econômicas e a globalização impactaram o modo de viver, trabalhar e de se alimentar da população, culminando na transição nutricional, que afetou também o padrão de adoecimento das populações, com redução da prevalência de doenças carenciais e infecciosas, mas aumento da prevalência e das taxas de desenvolvimento de doenças crônicas não transmissíveis (DCNT) (DUARTE; BARRETO, 2012; TOLEDO, 2014).

Os novos hábitos alimentares, caracterizados pelo consumo de alimentos de baixo custo, mais gordurosos, com alta densidade energética, com maiores quantidades de conservantes, sódio e açúcares, predispõem ao ganho de peso excessivo e ao surgimento de alterações metabólicas indesejáveis, que determinam a evolução das DCNT.

Em estudo realizado no estado do Ceará, os principais motivos para procura do serviço de nutrição clínica foram a busca pelo emagrecimento/perda de peso, seguida do tratamento para DCNT (PINTO; SILVA, 2012). Tais resultados remetem ao fato de que mudanças no meio ambiente estão diretamente relacionadas ao cotidiano de cada indivíduo, de modo que a saúde do meio ambiente influencia a saúde humana (TAKEUTI; OLIVEIRA, 2013).

De acordo com o Plano de Ações Estratégicas para o enfrentamento das DCNT no Brasil, a relação formada entre seres humanos e meio ambiente tem se mostrado determinante no processo saúde doença. O crescimento acelerado das cidades criou uma grande deterioração ambiental, em termos de condições de vida, saúde e poluição. A má qualidade do ar, a poluição, o precário acesso ao saneamento básico e ao tratamento de resíduos, a contaminação dos solos, a falta de planejamento urbano são os principais determinantes das doenças crônicas (BRASIL, 2011).

Cabe ressaltar que o profissional que atua na área clínica deve realizar ações de promoção, manutenção e recuperação da saúde, de modo a auxiliar a população a suprir as necessidades nutricionais, com o objetivo de atingir o bem-estar nutricional e, consequentemente, diminuir os danos causados ao meio ambiente. As orientações individuais a cada paciente, devem abordar não somente a questão nutricional, mas esclarecer a importância e motivar o paciente ao consumo consciente e sustentável, com a inserção de alimentos *in natura* no cotidiano e diminuição do consumo de produtos ultraprocessados, estimulando os processos produtivos familiares, o consumo de alimentos de verdade, e auxiliando na redução da utilização de agrotóxicos e da quantidade de lixo produzida.

Atuação do profissional nutricionista e sua relação com sustentabilidade

A sustentabilidade baseia-se em garantir a disponibilidade de recursos naturais para as próximas gerações, por meio da integração das dimensões ambiental, social e econômica, difundidas como o tripé da sustentabilidade (SACHS, 1993). Essas dimensões, segundo Maluf (2000), também fundamentam o conceito de SAN, no qual se inseriu a sustentabilidade, por meio da Lei nº 11.346, de 15 de setembro de 2006, que cria o Sistema Nacional de Segurança Alimentar e Nutricional (SISAN).

Fica cada vez mais evidente a insustentabilidade do modelo econômico e produtivo convencional, cuja estratégia é produzir alimentos (ou *commodities*) em grande escala, rapidamente e o mais barato possível, para atender à demanda do crescimento demográfico, não levando em consideração a qualidade dos alimentos e os impactos ao meio ambiente. A forma como se estrutura o sistema alimentar global compromete a saúde e a qualidade da alimentação, fomentando hábitos de consumo pouco saudáveis, além de endossar e reafirmar a dieta ocidental padrão, constituída por: alimentos sabidamente contaminados por diversos tipos de agrotóxicos, em níveis acima do recomendado (POUBEL, 2006; TOASSA et al., 2009; CASTRO NETO et al., 2010; SIQUEIRA; KRUSE, 2011; CARNEIRO et al., 2012); cereais altamente refinados; grandes quantidades de proteína animal e gorduras e poucos alimentos fontes de vitaminas, minerais e fibras (CONSEA, 2007).

Diante desse cenário, Wilkins (2009) cita em seu trabalho o termo "*civic dietetics*" (Nutrição Cívica), que sugere que a prática nutricional deva promover um novo sistema alimentar; sustentável, justo, economicamente viável e baseado na comunidade. A Nutrição Cívica assume que as externalidades, que permeiam as escolhas alimentares e as forças políticas e econômicas que moldam o sistema alimentar, são tão legítimas à prática nutricional, quanto os conhecimentos sobre nutrientes e a relação entre alimentação e saúde (WILKINS, 2009).

Na área de Saúde Coletiva, o profissional pode atuar desenvolvendo pesquisas, promovendo eventos, feiras e congressos que incentivem o debate sobre o Desenvolvimento Sustentável e sobre a criação de Sistemas Alimentares Sustentáveis; apoiando e participando de programas, políticas e planos governamentais – e não governamentais – ligados ao fomento e à sensibilização ao Desenvolvimento Sustentável (PREUSS, 2009).

Portanto, segundo Naves (2012), a atuação do profissional do Nutricionista, voltada à sustentabilidade, ainda que declarada como importante, é pouco desenvolvida, indicando a necessidade de mudanças na formação e atuação profissional.

Os problemas que concernem ao alcance do desenvolvimento sustentável são sistêmicos, incitando a necessidade de soluções igualmente sistêmicas, portanto, em tempos de crises econômica e ambiental, já não é mais suficiente atuar individual e isoladamente. Tendo isso em vista, o Nutricionista deve construir seus conhecimentos de forma integrada e holística, afim de trabalhar a alimentação, nutrição, saúde e sustentabilidade em prol da sociedade e em termos de inter e transdisciplinaridade e, ainda, de forma multiprofissional, dado que os desafios que permeiam a concretização do desenvolvimento sustentável são grandiosos, demandando esforços multilaterais, empoderamento e mobilização social (NAVES, 2012).

Considerações finais

Os padrões dietéticos mais saudáveis se associam à redução dos impactos ambientais. Uma alimentação adequada e saudável deriva de um sistema alimentar socialmente e ambientalmente sustentável.

É necessário o desenvolvimento de práticas relacionadas à educação alimentar e nutricional, que proporcionem conhecimentos para avaliar e efetivar as escolhas alimentares, de forma consciente, baseada no bom senso e no equilíbrio nutricional, contribuindo para o enfrentamento das problemáticas referentes ao consumo e à produção de alimentos.

Desse modo o conjunto de ações desenvolvidas pelo nutricionista garantem a sustentabilidade, que se baseia em garantir a disponibilidade de recursos naturais para as próximas gerações.

REFERÊNCIAS

AMANCIO, O. M. O relevante papel do nutricionista na sociedade moderna. **Rev. Nutrinews**, ed. 229, p. 14-15, 2008.

BRASIL. Conselho Federal de Nutricionistas. **Resolução/CFN n° 600 de 25 de fevereiro de 2018**. Dispõe sobre a definição das áreas de atuação do nutricionista e suas atribuições, indica parâmetros numéricos mínimos de referência, por área de atuação, para a efetividade dos serviços prestados à sociedade e dá outras providências.

_____. Conselho Nacional de Segurança Alimentar e Nutricional (CONSEA). **A Segurança Alimentar e Nutricional e o Direito Humano à Alimentação Adequada no Brasil**: indicadores e monitoramento da Constituição de 1988 aos dias atuais. Brasília: CONSEA; 2010.

______. **Lei nº 6.938 de 31 de agosto de 1981**. Dispõe sobre a Política Nacional do Meio Ambiente, seus fins e mecanismos de formulação e aplicação, e dá outras providências.

______. **Lei nº 11.346, de 15 de setembro de 2006**. Cria o Sistema Nacional de Segurança Alimentar e Nutricional – SISAN com vistas em assegurar o direito humano à alimentação adequada e dá outras providências.

______. **Lei nº 11.947 de 16 de junho de 2009**. Dispõe sobre o atendimento da alimentação escolar e do Programa Dinheiro Direto na Escola aos alunos da educação básica. Diário Oficial da União 2009.

______. Ministério da Educação. Fundo Nacional de Desenvolvimento da Educação (FNDE). Conselho Nacional dos Procuradores Gerais do Ministério Público dos Estados, do Distrito Federal e da União. Grupo Nacional de Direitos Humanos. **Cartilha Nacional da Alimentação Escolar**. 2. ed. Brasília, DF. 2015.

______. Ministério da Educação. Fundo Nacional de Desenvolvimento da Educação. Dispõe sobre o atendimento da alimentação escolar aos alunos da educação básica no âmbito do Programa Nacional de Alimentação Escolar. **Resolução nº 26 de 17 de junho de 2013**.

______. Ministério da Saúde. Secretaria de Atenção à Saúde. Departamento de Atenção Básica. **Manual operacional para profissionais de saúde e educação**: promoção da alimentação saudável nas escolas. Brasília: Ministério da Saúde, 2008.

BRASIL. Ministério da Saúde. Secretaria de Atenção à Saúde. Departamento de Atenção Básica. **Guia Alimentar para a população brasileira**. 2. ed. 1. reimpr. – Brasília: Ministério da Saúde, 2014.

______. Ministério da Saúde. Secretaria de Vigilância em Saúde. Departamento de Análise de Situação de Saúde. **Plano de Ações Estratégicas para o Enfrentamento das Doenças Crônicas Não Transmissíveis (DCNT) no Brasil 2011-2022**. Brasília: Ministério da Saúde; 2011.

______. Ministério do Desenvolvimento Social e Combate à Fome. **Marco de referência de educação alimentar e nutricional para as políticas públicas**. Brasília-DF: MDS; Secretaria Nacional de Segurança Alimentar e Nutricional, 2012.

CARNEIRO, F. F. et al. **Dossiê ABRASCO – Um alerta sobre os impactos dos agrotóxicos na saúde**. Rio de Janeiro: ABRASCO, 2012

CARVALHO, D. G. Licitações sustentáveis, alimentação escolar e desenvolvimento regional: uma discussão sobre o poder de compra governamental a favor da sustentabilidade. **Planejamento e políticas públicas**, v. 1, n. 32, 2009.

CASTRO, J. G. D. et al. Saúde e meio ambiente: um diálogo necessário. In: MARTINS, E. L. C. et al. **Agrotóxicos no Brasil**: visão dos impactos ambientais e na saúde humana. Palmas/TO: EDUFT, 2016.

CONSELHO NACIONAL DE SEGURANÇA ALIMENTAR E NUTRICIONAL. III Conferência Nacional de Segurança Alimentar e Nutricional-por um desenvolvimento sustentável com soberania e segurança alimentar e nutricional. **Relatório final**. 2007.

CORRÊA, T. A. F.; SOARES, F. B. S.; ALMEIDA, F. Q. A. Índice de resto-ingestão antes e durante a campanha contra o desperdício, em uma Unidade de Alimentação e Nutrição. **Revista Higiene Alimentar**, v. 21, n. 140, p. 64-73, 2006.

CRIBB, S. L. D. P. Contribuições da educação ambiental e horta escolar na promoção de melhorias ao ensino, à saúde e ao ambiente. **Revista Eletrônica do Mestrado Profissional em Ensino de Ciências da Saúde e do Ambiente**, v. 3, n. 1 p. 42-60, 2010.

DUARTE, E. C.; BARRETO, S. M. Transição demográfica e epidemiológica: a Epidemiologia e Serviços de Saúde revisita e atualiza o tema. **Epidemiologia e Serviços de Saúde**, v. 21, n. 4, p. 529-532, 2012.

FRIEDMANN, H. Uma economia mundial de alimentos sustentável. In: MALUF, R.; BELIK, W. **Abastecimento e segurança alimentar**: Os limites da liberalização. Campinas: Unicamp, 2000. p. 1-21.

FROES, E. K. et al. Hortas Escolares: Uma Proposta De Integração Da Horta Às Disciplinas Do Ensino Fundamental Nas Escolas Do Alto Vale Do Itajaí. In: MOSTRA NACIONAL DE INICIAÇÃO CIENTÍFICA E TECNOLOGIA INTERDISCIPLINAR. Santa Rosa. **Anais eletrônicos**... Santa Rosa do Sul: Campus IFC, 2015.

LEÃO, M. M.; RECINE, E. O direito humano à alimentação adequada. In: TADDEI, J. A. et al. **Nutrição em Saúde Pública**. São Paulo: Rubio, 2011. p. 471-488.

MALUF, R.; BELIK, W. **Abastecimento e segurança alimentar**: Os limites da liberalização. Campinas: Unicamp, 2000.

MARSDEN, T. K. **The condition of rural sustainability**. Assen: The Netherlands, Van Gorcun, 2003.

NAVES, C. C. D. **A atuação do profissional nutricionista no contexto da sustentabilidade**. Trabalho de Conclusão de Curso (Bacharelado em Nutrição) – Faculdade de Ciências da Saúde, Universidade de Brasília, Brasília – DF, 2012.

NETO, N. C. et al. Produção orgânica: uma potencialidade estratégica para a agricultura familiar. **Revista Percurso**, v. 2, n. 2, p. 73-95, 2010.

NONINO-BORGES, C. B.; RABITO, E. I.; SILVA, K. et al. Desperdício de alimentos intra-hospitalar. **Revista Nutrição**, v.19, n. 3, p. 349-356, 2006.

PINTO, M. S.; SILVA, J. A. Perfil do nutricionista clínico e sua atuação em consultórios na cidade de Fortaleza – Ceará. **Rev Bras Promoç Saúde**, v. 25, n. 2, p. 62-69, 2012.

POUBEL, R. O. **Hábitos alimentares, nutrição e sustentabilidade**: Agroflorestas sucessionais como estratégia na agricultura familiar. Dissertação (Mestrado) – Brasília: Universidade de Brasília, Centro de Desenvolvimento Sustentável, 2006.

PREUSS, K. **Integrando Nutrição e Desenvolvimento Sustentável**: Atribuições e ações do nutricionista. Polônia, 2009. Disponível em: <http://artigos.netsaber.com.br/resumo_artigo_19289/artigo_sobre_integrando_nutricao_e_desenvolvimento_sustentavel:_atribuicoes_e_acoes_do_nutricionista>. Acesso em: 15 set. 2018.

RIBEIRO, H.; JAIME, P. C.; VENTURA, D. Alimentação e sustentabilidade. **Estudos Avançados**, v. 31, n. 89, p. 185-198, 2017.

SACHS, I. **Estratégias de transição para o século XXI**: desenvolvimento e meio ambiente. Fundação do desenvolvimento administrativo (FUNDAP), São Paulo: Nobel, 1993.

SANTOS, L. A. S. Educação alimentar e nutricional no contexto da promoção de práticas alimentares saudáveis. **Rev. Nutr**, v. 18, n. 5, p. 681-692, 2005.

SIQUEIRA, S. L.; KRUSE, M. H. L. Agrotóxicos e saúde humana: contribuição dos profissionais do campo da saúde. **Revista da Escola de Enfermagem da USP**, v. 42, n. 3, p. 584-590, 2008.

TAKEUTI, D.; OLIVEIRA, J. M. Para além dos aspectos nutricionais: uma visão ambiental do sistema alimentar. **Segurança Alimentar e Nutricional**, Campinas, v. 20, n. 2, p. 194-203, 2013.

TOASSA, E. C. et al. Organic food and environment. **Nutrire**: Rev. Soc. Bras. Alim. Nutr. São Paulo, SP, v. 34, n. 1, p. 175-184. 2009

TOLEDO, A. D.'A. **Saúde, formação e trabalho**: a perspectiva do nutricionista ao longo de sete décadas. 2015. Tese (Doutorado) – Universidade de São Paulo.

WILKINS, J. L. Civic dietetics: Opportunities for integrating civic agriculture concepts into dietetic practice. **Agriculture and Human Values**, v. 26, n. 1-2, p. 57-66, 2009.

RELAÇÃO DA NUTRIÇÃO COM IMPACTOS AMBIENTAIS

Karen Thayane de Oliveira Coqueiro
Wendy Moura Sanches
Renata Junqueira Pereira

Introdução

Apesar de o mundo produzir alimento satisfatório para satisfazer a fome de cada indivíduo, contudo subnutrição e fome permanecem vigentes. Nos países em desenvolvimento, mais de 700 milhões de pessoas, não possuem alimentação adequada para subsistir uma vida saudável e produtiva, estas sofrem com a problemática da fome com constância e não têm o conhecimento de quando será a sua próxima refeição. O quantitativo de crianças que não apresentam peso adequado para a idade ultrapassa o de 180 milhões e a quantidade de crianças que apresentam deficiência em vitamina A está em expansão. A subalimentação é a causa de ao menos um terço da mortalidade infantil (EMBRAPA, 1998).

O ato fundamental do ser humano é o de se alimentar, porém uma boa parte da população mundial realiza esse ato básico de forma precária, seja devido à falta de informação, ocasionando a fome oculta, seja por carência de recursos, gerando o problema da fome, ou em decorrência da deficiente qualidade da alimentação gerada por baixa qualidade de nutrientes. Observar o desenvolvimento sustentável da alimentação, desde a plantação das matérias-primas, a safra, a chegada até a área de manipulação desses alimentos, o cuidado ao manipular, a preparação das refeições, os restos, a transformação dos restos alimentares e sua decomposição é a maneira mais sensata de manifestar as relações sociais, econômicas, políticas, e ambientais encaixadas em cada estágio de um dos métodos políticos mais significativos na vida do ser humano: o consumo de alimentos (RODRIGUES; ZANETI; LARANJEIRA, 2012).

Discutir a questão alimentar no Brasil requisita a leitura dos modelos como Josué de Castro que permitiu desenvolver uma compreensão espacial do assunto ao determinar estudos relacionados à problemática da alimentação sobre um ângulo circunstancial ao invés de parcial. O conceito de segurança Alimentar e Nutricional foi aprovado na II Conferência Nacional de Segurança Alimentar e Nutricional, enquanto conjunto de ações ou estratégia deve ser participativa e intersetorial e este conceito foi incorporado na Losan e consiste na: realização do direito de todos ao acesso regular e permanente a alimentos de qualidade, em quantidade suficiente, sem comprometer o acesso a outras necessidades essenciais, tendo como base práticas alimentares promotoras da saúde, que respeitem a diversidade cultural e que sejam ambiental, cultural, econômica e socialmente sustentáveis (CONSEA, 2004).

A definição de Segurança Alimentar vinha sendo refinada nas últimas décadas, uma vez que o embate da problemática da fome exigia o aumento de ações de governamentais, organismos multilaterais, Organizações Não Governamentais (ONGs) e movimentos sociais organizados para que em conjunto organizassem políticas com a finalidade de atendimento às exigências oriundas de problemas sociais. Este se tornou o principal objetivo para o progresso de economias, cujo alvo era melhorar a qualidade de vida da população por meio da moradia, do trabalho e da educação (LIMA; SAMPAIO, 2015). O consumo de alimentos e modelo de produção é de extrema importância para a defesa da segurança alimentar, pois o conceito não abrange somente a questão da fome, há insegurança alimentar e nutricional sempre quando há eventos que englobam publicidade, que ocasionam a ingestão de alimentos que além de acarretarem mal a saúde levam ao afastamento de hábitos tradicionais de alimentação saudável, além da produção de alimentos sem o devido respeito ao meio ambiente, como a utilização de agrotóxicos que interferem na saúde de consumidores e trabalhadores (MARTINS; RAMOS, 2009).

Em matéria de segurança alimentar analisar os impactos ambientais apresenta-se de extrema importância, devido essa compreensão incorporada com o meio ambiente, indispensável a uma boa efetuação de um direito humano à alimentação saudável. Isso em razão da falta de um meio ambiente ecologicamente balanceado prejudica a vida humana e a obtenção de alimentos (PAZZINI; SPAREMBERGER, 2015).

A preservação do meio ambiente e emprego de tecnologias dos alimentos

A conferência de Estocolmo relacionada o meio ambiente ocorreu em 1972. Apesar de inúmeros tratados significativos a respeito do direito ambiental, tivessem sido assinados antes de 1972 e as legislações internas de vários países tivessem se envolvido com problemas relacionados ao ambiente, como a água, matéria florestal, e outros, esse é o ano portado como o ano em que o direito ambiental começou a ser manifestado como ramo jurídico.

O Brasil já apresentava leis que tratavam da questão ambiental antes de 1988. O capítulo que diz respeito ao meio ambiente na Constituição de 1988 procura apresentar métodos para que ocorra a sua preservação e defesa. A ligação do homem com o alimento a ser ingerido apresentou inúmeras mudanças em decorrência do surgimento da Revolução Agrícola, essa relação tornava-se mais complexa, à medida que as sociedades tornavam-se mais complexas; desaguando na Época Moderna onde surgiram as Indústrias de alimentos que, separavam, aprontavam e vendiam os produtos extraídos da Natureza (SILVA; SILVA, 2013).

A expansão em 190% do mercado de agrotóxicos no Brasil na última década, o classificou em primeiro lugar no ranking mundial de consumo desde 2008 (RIGOTTO; VASCONCELOS; ROCHA, 2014). O emprego em grande escala de agrotóxicos na agricultura se iniciou na década de 1950 com a chamada 'Revolução Verde' nos Estados Unidos, cujo objetivo foi de aumentar a produtividade e modernizar a agricultura (SIQUEIRA et al., 2013). No decurso da dita Revolução Verde manifestaram o surgimento de novas práticas agropecuárias que compreendiam o uso desmoderado de insumos químicos tais como, agrotóxicos e fertilizantes, a utilização de sementes geneticamente modificadas, e a mecanização intensiva da produção agrícola (BOSQUILIA; PIPITONE, 2016).

Intensas marcas foram deixadas no meio ambiente em decorrência das necessidades alimentares. O problema da fome conduz a atitudes desesperadas e o desejo de garantir às necessidades indispensáveis antecede de forma breve as preocupações de sustentabilidade. O emprego de máquinas agrícolas inapropriadas, a deficiência de instituições, a utilização dos recursos naturais pelos ricos se associaram para deteriorar tanto as zonas com potencial forte, quanto às zonas localizadas em ambiente débil (EMBRAPA, 1998).

Na maior parte das vezes os impactos gerados são decorrentes das circunstâncias de produção dos alimentos, estas por sua vez são estimuladas pelos padrões de consumo alimentar (TAKEUTI; OLIVEIRA, 2013).

Soberania alimentar como parceira de um método mais sustentável

A soberania alimentar está profundamente relacionada a assuntos da segurança alimentar, sendo uma questão de soberania nacional ou segurança nacional (ROSSET, 2003). A percepção de soberania alimentar alega que alimentar as pessoas de um País é um assunto de segurança nacional.

Um País não está protegido, nem na direção de segurança alimentar nem na direção de segurança nacional, se para a refeição o povo de uma nação sujeitarem-se as opiniões da economia global, da imprevisibilidade, da benevolência de uma superpotência em não utilizar o alimento como arma, e da elevada despesa com transportes de alimentos a longas distâncias. A soberania alimentar, por conseguinte, vai além da definição de segurança alimentar, que foi desposto do real conceito (ROSSET, 2003). Verifica-se que há uma resistente competição entre as definições, porém há um desarranjo teórico, que se torna aceitável, visto que a definição de soberania alimentar vem sendo apresentada desde a segunda metade da década de 1990. A soberania e segurança alimentar são questões tanto econômicas e sociais como políticas, por apresentarem uma ligação com elaboração e consumo de alimentos, essa relação gera agregação de novos elementos, que caracterizam o debate da questão do campo brasileiro e agrária (SOUZA, 2009).

A definição em ascensão de soberania alimentar ressalta a permissão dos agricultores a terra, à água e às sementes, destacando a independência local, os ciclos locais de consumo, a soberania energética e tecnológica, os mercados locais, e de produção local, e as redes de agricultor a agricultor (ALTIERI, 2010).

Alimentação e sustentabilidade

A Alimentação é uma ação que engloba muito além do que a disponibilidade de alimentos e o ato de se alimentar. Há uma etapa de geração, que se forma na plantação, ou antes, na organização de grãos, insumos e mudas, percorrendo etapas, da semeadura à colheita, nos quais componentes da natureza possuem um papel fundamental, contudo vêm sendo comprometido por assuntos financeiros, tecnológicos e sociais. A Revolução Verde foi externada para a Ásia na década de 1970, e posteriormente difundida para todo o planeta, diminuindo o custo dos alimentos e aumentando a disponibilidade (RIBEIRO; JAIME; VENTURA, 2017). Absolutamente a Revolução Verde apresentou-se de forma não sustentável ao ocasionar prejuízos ao meio ambiente, apesar de ter apresentado melhoras na geração de certos cultivos, ocasionou perdas preocupantes do estudo tradicional associado e da biodiversidade e, beneficiou aos agricultores mais abonados, deixando mais endividados muitos agricultores pobres (ALTIERI, 2010). Uma definição que pode ser argumentada é o de dieta sustentável publicado pela *Food and Agriculture Organization* (FAO) em 2010:

> Dietas sustentáveis são dietas que geram menores impactos ao meio ambiente, contribuindo para a segurança alimentar e nutricional assim como uma vida saudável a gerações atuais e futuras. Estas dietas contribuem para a proteção e respeito pela biodiversidade e ecossistemas, são culturalmente aceitáveis, economicamente justas e acessíveis, adequadas, seguras e saudáveis do ponto de vista nutricional e ao mesmo tempo otimizam recursos naturais e humanos (*Food and Agriculture Organization*, 2010, p. 7).

A abundante geração de lixo além de afetar a sustentabilidade ocasiona impactos na saúde da população e impactos ambientais. É indispensável refletir na questão de que o hábito de coleta seletiva deve ser introduzido nas

Unidades de alimentação e Nutrição (UANs), pois há uma concordância de que a contenção do lixo submetem as mudanças principalmente no consumo da sociedade e padrão de produção (RIBEIRO E BESEN, 2007).

Nanotecnologia de alimentos e o impacto ambiental

Atualmente um dos assuntos mais expostos no Brasil e no mundo são os avanços nas tecnologias, tanto no meio urbano quanto rural, sendo sua presença cada vez maior no setor de alimentação humana, responsável por um dos maiores impactos econômicos globais. Desta forma o aprimoramento do mecanismo para produção de alimentos ganha destaque e ampliações. Está evidente que além das transições ocorridas na alimentação, há também uma influência das tecnologias empregadas na atualidade sobre os alimentos e sua produção em geral (MORATOYA, 2013; RESCH, 2015; HE, 2018).

As fases de mudanças no consumo alimentar apresentam a evolução da produção de alimentos devido à crescente modernização da sociedade e ciência. Estas mudanças na economia e civilização tornam esses processos mais rápidos e agregam mais empregos para o setor terciário (HE, 2018). Em meio a essa industrialização e a globalização surgiram os produtos processados, de menor qualidade nutricional, de impacto nos centros comerciais (MORATOYA, 2013). Por outro lado essas características estimulam mudanças para agroindústria, sendo a busca pela satisfação dos indivíduos mais presente.

Tantas mudanças no consumo alimentar acompanhadas das modificações tecnológicas, apresentaram uma união entre alimentos e produções inovadas por tecnologia. Surgiu então a nanotecnologia em alimentos que apresenta técnicas de nanociência estimada como base para próxima revolução tecnológica, e é implantada desde a cultivação ao processamento e envase de alimentos, visando garantir a segurança alimentar, melhora nos aspectos nutricionais e alimentos com propriedades funcionais, assim como crescimento e monitoramento das condições ambientais (ASSIS, 2012; MORATOYA, 2013; RESCH, 2015; HE, 2018).

A nanotecnologia envolve partículas, átomos e moléculas em escala de nanômetros, sendo participantes áreas multidisciplinares (PEREZ, 2012; GOMES, 2015). Pode-se dizer que dessa maneira são fornecidos materiais em menor quantidade, funcionalidade melhorado e possivelmente reduziriam a utilização de substâncias químicas. Atualmente a nanotecnologia é vista em nanocápsulas, nanotubos, nanoemulsões, nanolaminados, nanofibras, nanosenssores, nanoformulações de agrotóxicos, entre outros que são utilizados para veículo de compostos, como por exemplo as nanocápsulas de vitaminas (ASSIS, 2012; PEREZ, 2012; RESCH, 2015).

A nanotecnologia também está envolvida diretamente aos alimentos, como em ingredientes e aditivos alimentares, fornecendo sem mudanças notórias, no sabor ou cor dos alimentos, redução de seus macronutrientes e aditivos. Todavia, o setor de embalagens é o principal mercado de exposição para a nanotecnologia. Dentre os destaques encontram-se melhoras nos materiais, suas características e propriedades, como as antimicrobianas, trocas de gases entre alimento e meio externo e térmicas (ASSIS, 2012; PEREZ, 2012; RESCH, 2015). Nanosensores para análises de toxinas, substâncias químicas como alérgenos, e agentes biológicos nos alimentos também são empregados nas embalagens (ASSIS, 2012; GOMES, 2015; RESCH, 2015).

Da mesma forma que a ciência avança junto com a utilização prática das nanotecnologias, também surgem os questionamentos sobre suas influências na saúde humana e meio ambiente, pela ausência de conhecimento das consequências boas ou não (ASSIS, 2012; PEREZ, 2012; HE, 2018). Os potenciais riscos não estão descartados para essa tecnologia, ainda há respostas insuficientes para as relações já existentes entre os resíduos despejados no meio ambiente e possivelmente presentes no corpo humano (ASSIS, 2012; GOMES, 2015; HE, 2018).

Embora seja uma tecnologia nova, desenvolvida em uma era de rápida ascensão da ciência, alguns produtos não possuem regulamentações ou informações cientificas sobre seus efeitos ao meio ambiente e à saúde, sendo necessárias pesquisas constantes devido aos registros de metais pesados considerados tóxicos. O risco de toxidade das células é mais intensificado simplesmente pelo fato de serem nanoparticulas. Por seu diâmetro, essas partículas se disseminam entre os solos e água, além de estar sendo utilizada em produtos alimentícios sem avisos ou testes prévios, em razão disso há necessidade de mais observações sobre essa tecnologia (ASSIS, 2012; GOMES, 2015; HE, 2018).

Bem como pelo solo e água, as nanopartículas podem ser disseminadas e flutuarem com facilidade percorrendo longas distancias, penetrar em células e suas estruturas através das vias aéreas e pela ingestão, e se acumularem nestes e em outros locais, a exemplo dos metais pesados compostos de zinco, prata, alumínio, cobre, entre outros. As nanotecnologias estão sendo empregadas nas diversas áreas, desde o possível tratamento de doenças humanas até o tratamento de plantas para melhorar a absorção de nutrientes, ação dos agrotóxicos e mantê-las saudáveis (ASSIS, 2012; GRANZIERA, 2012; RESCH, 2015; HE, 2018).

No estudo de Granziera (2012) foram levantados indicadores de impacto potencial das nanotecnologias aplicadas à agricultura, foram feitas consultas na literatura específica para uso futuro na avaliação de impactos dessas tecnologias. Entre os resultados dos indicadores analisados estão: as destinações dos resíduos dos produtos e apontam a qualidade do solo e água, avaliação da segurança da utilização para agrotóxicos em nanoescala e com relação à fito toxidade das nanopartículas; estas foram dimensionadas para impacto ambiental e saúde. Com tudo, as nanotecnologias necessitam de mais aprofundamento em estudos de seus impactos.

Ao passo que a nanotecnologia ganho seu espaço entre as diversas áreas industriais e no setor alimentício, pode se dizer que há alternativas menos danosas de impactos negativos, a exemplo dos chamados "biossíntese ou síntese verde" de nanometeriais (*bio-synthesized or "green synthesized*) (HE, 2018). Entre os vários nanomateriais, apesar de se mostrarem promissores no desenvolvimento de produtos para indústria de alimentos, que alcançam da agricultura ao seu consumidor final, as informações continuam desconhecidas. Contudo esforços são sempre almejados para evolução dessa área (ASSIS, 2012; HE, 2018).

REFERÊNCIAS

ALTIERI, A, M. Agroecologia, agricultura camponesa e soberania alimentar. **Revista Nera**, Presidente Prudente, v. 13, n. 16, p. 22-32, jan./jun. 2010.

ASSIS, L. M. et al. Revisão: características de nanopartículas e potenciais aplicações em alimentos. **Brazilian Jornal of Food Technology**, v. 15, n. 2, 2012.

BOSQUILIA, C. C. G. S.; PIPITONE, P. A. M. A Soberania Alimentar e o Programa Nacional de Alimentação Escolar no município de Piracicaba (SP) – concepções e redefinições. **Segurança alimentar e nutricional**, Campinas, v. 23, n. 2, p. 973-983, 2016.

CONSEA. Conselho Nacional de Segurança Alimentar e Nutricional. II CONFERÊNCIA NACIONAL DE SEGURANÇA ALIMENTAR E NUTRICIONAL. RELATÓRIO FINAL. **Anais**... Brasília: Consea, 2004.

EMBRAPA. Empresa Brasileira de Pesquisa Agropecuária. **Uma Agricultura Sustentável para a segurança alimentar mundial**. Disponível em: <https://www.embrapa.br/busca-de-publicacoes/-/publicacao/133978/uma-agricultura-sustentavel-para-a-seguranca-alimentar-mundial>. Acesso em: 28 jan. 2019.

FOOD AND AGRICULTURE ORGANIZATION. **Sustainable Diets and Biodiversity** [internet]. Roma, 2010. Disponível em: <http://www.fao.org/docrep/016/i3004e/i3004e.pdf>. Acesso em: 28 jan. 2019.

GOMES, R. C. et al., Aplicações da nanotecnologia na indústria de alimentos. Uma Revisão. **Revista Brasileira de Higiene e Sanidade Animal**. v. 9, n. 1, 2015.

GRANZIERA, L. S. et al. Nanotecnologia na agricultura: prospecção dos indicadores de impactos ambientais e sociais. In: 6º CONGRESSO INTERINSTITUCIONAL DE INICIAÇÃO CIENTÍFICA – CIIC – **Anais**... Jaguariúna, SP, 2012.

HE, Xiaojia; DENG, Hua; HWANG, Huey-min. The current application of nanotechnology in food and agriculture. **Journal of food and drug analysis**, 2018.

LIMA, F. E. A.; SAMPAIO, F. L. J. Segurança alimentar nutricional: uma perspectiva interdisciplinar e sua contribuição para as ciências humanas e ambientais. **REDE – Revista Eletrônica do PRODEMA**, Fortaleza, v. 9, n. 2, p. 93-110, jul./dez. 2015.

MARTINS, R. P.; RAMOS, F. S. Impactos das nanotecnologias na cadeia de produção da soja brasileira. In: ______. **Agricultura familiar, segurança e soberania alimentar e nanotecnologia**: onde estamos , para onde vamos. São Paulo: Xamã Editora, 2009. p. 25-31.

MORATOYA, E. E. et al. Mudanças no padrão de consumo alimentar no Brasil e no mundo. **Revista de política agrícola**, n. 1, 2013.

PAZZINI, B.; SPAREMBERGER, L. F. R. A produção e o consumo de carne como prejudiciais ao meio ambiente, aos direitos humanos e aos direitos animais: perspectivas para um efetivo direito à alimentação adequada. **Veredas do direito**, Belo Horizonte, v. 12, n. 23, p. 259-283, jan./jun. 2015.

PEREZ, F. S. et al. Nanotecnologia: aplicações na área de alimentos. **Disciplinarum Scientia**. Série: Ciências da Saúde, Santa Maria, v. 13, n. 1, 2012.

RESCH, Sibelly; FARINA, Milton Carlos. Mapa do conhecimento em nanotecnologia no setor agroalimentar. **Revista de Administração Mackenzie**, v. 16, n. 3, 2015.

RIBEIRO, H.; BESEN, G. R. Panorama da coleta seletiva no Brasil: Desafios e perspectivas a partir de três estudos de caso. **Rev de Gestão Integrada em Saúde do Trabalho e Meio Ambiente**, São Paulo, v. 2, n. 4, 2007.

RIBEIRO, H.; JAIME, C. P.; VENTURA, D. Alimentação e sustentabilidade. **Estudos avançados**, São Paulo, v. 31, n. 89, 2017.

RIGOTTO, R. M.; VASCONCELOS D. P.; ROCHA M. M. Uso de agrotóxicos no Brasil e problemas para a saúde pública. **Cad. Saúde Pública**, v. 30, n. 7, p. 1-3, 2014.

RODRIGUES, F. P. L.; ZANETI, B. C. I.; LARANJEIRA, P. M. **Sustentabilidade, segurança alimentar e gestão ambiental para a promoção da saúde e qualidade de vida**. Disponível em: <http://repositorio.unb.br/bitstream/10482/12484/1/ARTIGO_SustentabilidadeSegurancaAlimentar.pdf>. Acesso em: 12 fev. 2019.

ROSSET, P. **Soberania Alimentar**: manifesto global dos movimentos campesinos. Institute for Food and Development Policy, Food First Backgrounder, 2003. Tradução Livre.

SILVA, A. P. A.; SILVA, M. A. M. Aplicação da Tecnologia dos Alimentos na Preservação do Meio Ambiente. **Cad. UniFOA**, Rio de Janeiro, p. 11-19, 2013.

SIQUEIRA, D. F.; MOURA, R. M.; CARNEIRO, G. E. Análise da exposição de trabalhadores rurais a agrotóxicos. **Rev. Bras. Prom. Saúde,** v. 26, n. 2, p. 182-191, 2013.

SOUZA, S. A. Um debate acerca da soberania alimentar e da agroecologia: um desafio de percepção e de prática. ou, de que lado é o meu quintal? **Revista Pegada**, Paraná, v. 10, n. 1, p. 113-133, 2009.

TAKEUTI, D.; OLIVEIRA, M. J. Para além dos aspectos nutricionais: uma visão ambiental do sistema alimentar. **Segurança alimentar e nutricional**, Campinas, v. 20, n. 2, p. 194-203, 2013.

O CONTEXTO DA FISIOTERAPIA, REABILITAÇÃO E O MEIO AMBIENTE

Márcio Araújo de Almeida
Gessi Carvalho de Araújo Santos
Wataro Nelson Ogawa
Victor Rodrigues Nepomuceno

Introdução

A sociedade experimenta, atualmente, um processo de intensas e rápidas transformações. Diversos fatores de ordem política, econômica e cultural, dentre outras, contribuem para a configuração de um contexto social peculiar. Uma questão exemplar desse processo é o atual contexto de crise ambiental, que tem suscitado debates entre diversos segmentos sociais (CAMPONOGARA, 2013).

As cidades vêm crescendo vertiginosamente sem o devido acompanhamento de infraestrutura básica, o que vem gerando ambientes insalubres, exclusão social e carência de sentimento de pertencimento desses territórios de vivência para enfrentamento da questão ambiental (SOUZA; ANDRADE, 2014).

Segundo o entendimento de Freitas1, os problemas ambientais são, simultaneamente, problemas de saúde, uma vez que os seres humanos e as sociedades são afetados em várias dimensões. De acordo com Porto2, alguns processos colocam a questão ambiental em destaque, como a crescente degradação ambiental e o reconhecimento científico dos chamados riscos ecológicos globais, especialmente em regiões urbano-industriais que têm problemas como a poluição industrial, a previsão de escassez de recursos naturais básicos para produção e consumo das sociedades industriais e a crescente pressão política de novos movimentos sociais (CAMPONOGARA et al., 2008).

Uma das preocupações, típicas do contexto contemporâneo, que tem exigido um Posicionamento dos indivíduos, está relacionada à atual problemática ambiental. A sociedade vivencia uma crise ecológica, cujas proporções ainda não são totalmente conhecidas, mas que tem exigido, em diferentes esferas, a adoção de medidas protetoras do meio ambiente. Populações inteiras, em geral as mais pobres, que residem na periferia dos grandes centros urbanos e em outras áreas menos privilegiadas das cidades, vivem em condições inadequadas de moradia, sem acesso aos serviços básicos, e ainda expostas a diversos contaminantes ambientais típicos do desenvolvimento, como a poluição por produtos químicos e a poluição atmosférica (GOUVEIA, 1999).

Dessa forma, as aproximações entre a perspectiva ambiental e a promoção da saúde, quando ocorrem, ainda estão assentadas em certa tendência de entender qualidade de vida e saúde como mera ausência de doença. Torna-se necessário, então, estimular a reflexão sobre a promoção da saúde, como um conjunto de estratégias que incluem ações intersetoriais e interdisciplinares, focalizadas em ambientes favoráveis à qualidade de vida dos indivíduos e famílias em espaços saudáveis (HEIDEMANN et al., 2012).

A relação da formação do profissional da saúde e o meio ambiente

Pensar de forma integrada sobre natureza e sociedade não é uma tarefa fácil e simplista, tendo em vista que a história da ciência, nos últimos duzentos anos, privilegiou a ruptura, o controle e a fragmentação da natureza, da sociedade e do ser humano. Assim, a necessidade de adequação da compreensão de mundo com propósito de modificações na maneira de enxergar a afinidade entre sociedade e meio ambiente são essenciais (FLORIANI, 2006 apud CAMPONOGARA et al., 2013).

Lançando um olhar mais ético sobre a relação existente entre sociedade e ambiente (JONAS, 1995 apud CAMPONOGARA et al., 2013) afirma que a natureza abriga valores e tem uma finalidade, o que estabelece uma relação de equilíbrio entre ser humano e mundo natural, visto que a vida uma das principais finalidades da natureza. Além de corroborar com a ideia de se fortalecer o vínculo entre ser humano e mundo natural, Jacob (2006) propõe ainda a estimulação sobre uma reflexão a respeito da diversidade e a construção de sentidos entre riscos ambientais globais e locais, além das relações ambiente-desenvolvimento. Fica claro, a necessidade de implementar o conceito de meio ambiente nas discussões na área da saúde. Indiscutivelmente, termos uma visão mais ampla, buscando a associação entre as dimensões social e natural deve ser o foco principal, com a finalidade de incluir o meio ambiente como indissociável ao processo de viver humano e, em consequência, do processo saúde-doença.

Estimular a pesquisa e incentivar opções para a solução de dificuldades vivenciadas pela sociedade é indissociável na formação de cidadãos comprometidos com promoção da saúde no contexto social, ambiental e cultural. Assim, devemos ter uma visão mais ampla, além das abordagens física e psicológica relacionadas ao paciente. É primordial que se considere também a abordagem socioambiental ou seja, o meio e a comunidade em que a pessoa está inserida, a disponibilidade de acesso a saúde e as vulnerabilidades sociais existentes na comunidade, principalmente no que diz respeito a compreensão das orientações e procedimentos a serem seguidos e executados (MORRIS, 2019).

Neste contexto, o ambiente educacional das universidades precisa priorizar a qualidade de vida, que é reafirmada na abordagem socioambiental da formação profissional. Assim, a ausência de discussão mais ampla da relação saúde / meio ambiente durante a formação do profissional da saúde é atual (MARINHO; MARI, 2014). Em estudo realizado com dezessete cursos de graduação da área da saúde, de quatro universidades da Bahia foi observado que, apesar de serem observadas mudanças ao longo do tempo em seus currículos, o modelo de formação profissional apresenta foco em técnicas e práticas não preventivas, o que evidencia um distanciamento na relação Saúde/Meio Ambiente da vida (SILVA; CHAO, 2011). Dos cursos analisados, Psicologia, Odontologia, Nutrição e Fisioterapia foram os que mais se afastaram da temática interdisciplinar envolvendo o tema. Talvez, essa ausência seja pela falta de projetos ou ementas com disciplinas que abordem o tema, fato preocupante, pois estes profissionais atuarão em áreas com grande diversidade social, e que sofrem com impacto dos danos causados ao meio ambiente e sua correlação com as doenças (SOUZA; ANDRADE, 2014).

Na abordagem do tema saúde e meio ambiente é de extrema importância a compreensão da assistência à saúde, com foco na territorialização e quais aspectos ambientais deveriam ser inseridos em programas e ementas dos cursos na área da saúde (SOUZA; ANDRADE, 2014).

As condições de saúde e o meio ambiente

A Organização Mundial da Saúde (OMS) define Saúde Ambiental como "as consequências na saúde da interação entre a população humana e o meio ambiente físico – natural e o transformado pelo homem – e o social" (WHO, 1996). Saúde ambiental também pode ser entendida apenas como os agravos à saúde devidos a fatores físicos, químicos e biológicos mais diretamente relacionados com a poluição, o que atribui um caráter eminentemente ecológico ao processo saúde-doença.

Quando falamos em saúde, esta mantém relação direta com as condições do meio ambiente. A relação existente entre condições de saúde e meio ambiente é afetada diretamente pela falta de saneamento básico. O saneamento básico é um dos fatores a serem considerados no binômio saúde e meio ambiente. Pode-se afirmar que a relação entre saúde e saneamento, não só foi uma das principais precursoras, como atualmente ainda reside no cerne da discussão sobre saúde e meio ambiente (HELLER, 1998). Esses serviços são os que apresentam nítida relação com a saúde, em particular a infantil, uma vez que são as crianças as que estão mais sujeitas a sofrer as graves consequências do ambiente não saneado (GOUVEIA, 1999). Esta condição predispõe ao maior risco de doenças, revelando a associação entre contaminação do meio ambiente, saúde e pobreza. Os problemas ambientais e a associação às condições socioeconômicas da população, não só está correlacionada com agravos de patologias como também a restrição ao acesso aos meios de assistência à saúde (CAMPONOGARA et al., 2013).

A geografia social tem demonstrado que o processo de adoecimento é corroborado pela falta de serviços de saneamento básico, nas cidades brasileiras, com percentuais ínfimos de adoção por parte dos governos estaduais e municipais brasileiros (FOLLADOR, 2018).

A preocupação com a evolução tecnológica que gera o aumento da fabricação e consumo, e umas das causas mais relevantes do impacto ambiental que é distribuído de forma desigual atingindo a população que ocupa áreas mais degradas, com falta de coleta de lixo, poluição do ar e agua, fatores estes, que agravam os riscos de doenças, além da carência nutricional, baixa escolaridade e falta de acesso a políticas públicas (RIGOTTO; AUGUSTO, 2007 apud CAMPONOGARA et al., 2013).

A valorização e os cuidados com meio ambiente e a sua relação com a saúde e qualidade de vida necessita do conhecimento das relações sócio econômicas e condições de vida que vai além da preservação do meio ambiente até a compreensão da influência na saúde da população (BUSS, 2000 apud CAMPONOGARA et al., 2013).

A relação entre desenvolvimento social e a proteção do meio ambiente é fator importante para alcance do desenvolvimento sustentável, em se tratando de saúde o controle das propagações de doenças incapacitantes transmissíveis ou não transmissíveis, tornam-se meios fundamentais para que a sociedade possa usufruir de um bom estado físico, mental e social (SOUZA; ANDRADE, 2014).

A abordagem da vigilância em saúde agrega os conceitos de biologia humana, relação do ambiente, hábitos de vida, coordenação dos empregos de saúde tornam-se ferramentas indispensáveis na resolução de problemas de saúde e identificação dos determinantes e fatores de risco a saúde da população (PAIM, 2003).

As DCNT são também a principal carga de doença no País. Já em 1998, respondiam por 66% dos anos de vida com qualidade (Disability Adjusted Life Years – DALYs) perdidos devido à doença no País, mas dados de 2005 sobre Minas Gerais contabilizavam 75% dos DALYs – 66% dos DALYs As DCNT são também a principal carga de doença no País. Já em 1998, respondiam por 66% dos anos de vida com qualidade (Disability Adjusted Life Years – DALYs) perdidos devido à doença. Essa análise inclui a morbidade, por doenças neuropsiquiátricas e musculoesqueléticas, onde fumo, inatividade física, alimentação inadequada e uso prejudicial de álcool, são fatores preponderantes a serem considerados (DUNCAN et al., 2012).

O progresso da ciência na área da genética e imunologia colaboraram para identificação do conceito de Saúde, que é preditor social de qualidade de vida das pessoas e pelo acesso a bens e serviços econômicos e sociais (MENDES, 2011).

A carência de investigações científicas sobre agravos à saúde decorrentes de poluição e liberação de energia no contexto brasileiro é responsável por importantes lacunas de conhecimento, que prejudicam a formulação de políticas públicas para a promoção, proteção e recuperação da saúde (AUGUSTO, 2004).

Doenças cardiovasculares, fatores de risco e meio ambiente

Até 1985 a incidência de Doenças Cardiovasculares (DCV) no Brasil havia aumentado em 200%, no município de São Paulo com maior concentração de pessoas do país a doença isquêmica do coração é a principal causa de mortalidade seguida das doenças cérebro vasculares (NEUMANN et al., 2007).

A prática de exercícios físicos associadas a dieta rica em ômega 3 e 6, frutas, legumes e cereais reduzem até 30% a incidência de DCV, por conter fibras alimentares, potássio e componentes antioxidantes e fotoquímicos (WILLETT, 2000). Os estudos sobre a análises da epidemiologia nutricional de micro e macro nutrientes baseiam-se em consumo calórico, no entanto, a OMS atualmente recomenda padrões alimentares de populações a partir de um rol de alimentos obtidos por meio de inquéritos sobre frequência de consumo. O mapeamento e classificação regional sobre o perfil do consumo de alimentos da população e as implicações na inferência ou proteção contra as morbidades são aspectos importantes para planejamento estratégico de medidas de prevenção de DCV (SICHIERI et al., 2003).

O novo estilo de vida nas zonas urbanas tem alterado o ambiente social e o perfil nutricional, como por exemplo distância de casa ao trabalho, fácil acesso a alimento processados, marketing e incentivo sobre a alimentação, são fatores decisivos para relação entre oferta, consumo e disponibilidade de alimentos (FISBERG, 2002).

Inserção da fisioterapia na saúde coletiva e meio ambiente

Até antes da criação da profissão de fisioterapia a partir de 1969, a atuação do fisioterapeuta na reabilitação era através de cargo técnico se limitando a atuar na aplicação de técnicas prescritas por médicos com proposito de reabilitação de distúrbios osteomusculares. Desta forma a atuação profissional se restringia a devolver capacidade física ao indivíduo sendo restrito a atuação no modelo mais amplo de qualidade de vida e saúde global. Neste contexto o fisioterapeuta atuava após a evolução da doença, com foco no enfermo particularizado, ou sistema isolados do corpo priorizando a cura, minimização de sequelas e devolução do funcionamento orgânico. Este modelo se restringe apenas a intervenção apenas no nível terciário, a reabilitação, esta conduta amplamente valorizada em ambientes hospitalares e clínicas conforme figura 1 (BISPO, 2010).

Figura 1 – Diagrama do modelo da fisioterapia reabilitadora. Controle de danos

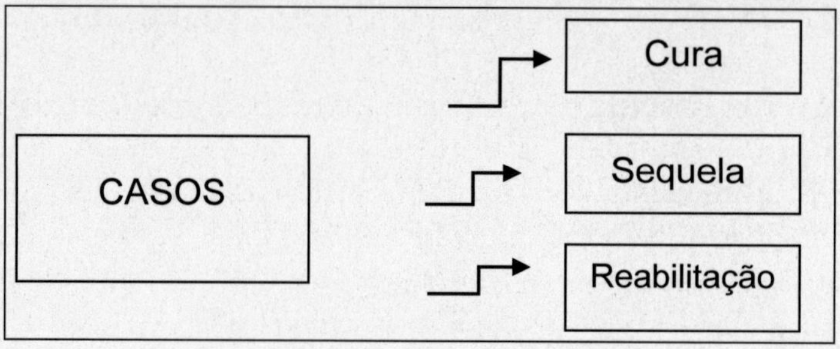

Fonte: Bispo; Patrício, 2010, p. 1630.

Com avanço das alterações do mapa epidemiológico, crescimento populacional e urbanização impulsionaram intensas modificações na estruturação dos preceitos da saúde, diante destes fatores aparece a implantação de novos meios de assistência fisioterapêutica, com ascensão do atendimento voltado a prevenção de doenças e promoção de saúde coletiva sem o abandono das ações destinadas a reabilitação. A condição primária de assistência fisioterapêutica voltado a coletividade, intensifica os resultados das ações de saúde, pois além de inibir o surgimento e desenvolvimento de doenças evitáveis, busca transformaras condições de vida dos grupos populacionais conforme a figura 2 (BISPO, 2010).

Figura 2 – Diagrama do modelo da fisioterapia coletiva

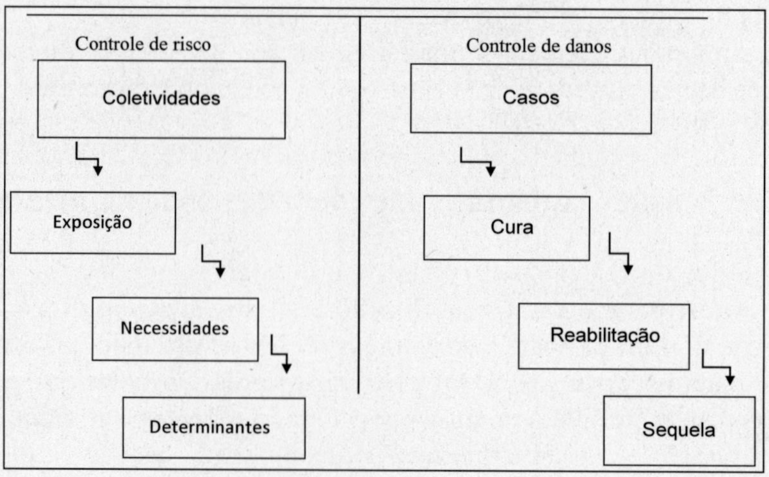

Fonte: Bispo; Patrício, 2010, p. 1630.

Os riscos socioambientais a saúde da população estabelece ao profissional fisioterapeuta o domínio dos conceitos de intervenção multidisciplinar e o emprego de conceitos de epidemiologia, geografia e ciências sociais com proposito de compreender a origem comportamental, social, biológica da população dentro do território de atuação profissional com foco voltado a promoção da saúde e qualidade de vida (TEIXEIRA; PAIM; VILASBÔAS, 2000).

O espaço de sala de aula no ensino superior e o ambiente ideal para educação ambiental, assim tem-se, nos estudos de Marinho; Dos Santos, 2014, os achados revelam que 26,5% dos participantes consideram importante a inclusão de temas socioambientais na formação do fisioterapeuta e 29,5% preferem a inclusão do assunto em todas as disciplinas do curso de fisioterapia (MARINHO, 2014).

A nova visão de ensino aprendizagem na abordagem morfológica e cinesiológica do corpo humano, se debatidas a luz de uma proposta de educação ambiental, possivelmente forneceriam rendimentos pertinentes à saúde e à qualidade de vida, além de possibilitar transformações nas relações formadas entre os seres humanos e o ambiente (SILVA; CHAO, 2011).

Considerações finais

Diante da importante relação entre meio ambiente, saúde e sociedade o incremento de pesquisas relacionadas aos temas formação profissional e assistência à saúde apontam para busca de desenvolvimento de ações concretas embasadas em teorias e práticas compatíveis com preservação dos recursos naturais, rumo à convergência entre educação em saúde e educação ambiental, necessárias para a sustentabilidade ambiental.

Identificou-se neste trabalho a influência de fatores sociodemográficos, comportamentais e biológicos na modificação do perfil alimentar da população urbana e riscos de doenças cardiovasculares, mostrando a necessidade de melhor acesso ao serviços de saúde, programas educativos com proposito de prevenção das morbidades além de modificações nos padrões de estilo de vida.

Em suma o fisioterapeuta é o profissional da saúde que participa do planejamento e execução de treinamentos e educação continuada de recursos humanos, promove ações terapêuticas preventivas a fatores que levam a incapacidade funcional, promove reinserção social, analisa fatores ambientais que levam a distúrbios funcionais e desenvolve programas coletivos que contribuem para redução dos fatores de riscos a acidentes de trabalho.

REFERÊNCIAS

AUGUSTO, L. G. S. Saúde e Ambiente In: **Saúde no Brasil-Contribuições para a Agenda de Prioridades de Pesquisa**. Ministério da Saúde. 2004.

BISPO JÚNIOR, José Patrício. Fisioterapia e saúde coletiva: desafios e novas responsabilidades profissionais. **Ciência & Saúde Coletiva**, v. 15, p. 1627-1636, 2010.

CAMPONOGARA, Silviamar et al. Visão de profissionais e estudantes da área de saúde sobre a interface saúde e meio ambiente. **Trabalho, Educação e Saúde**, v. 11, n. 1, p. 93-111, 2013.

DA COSTA SILVA, Priscilla Pinto; CHAO, Cheng Hsin. Práticas corporais na natureza: por uma educação ambiental. **Journal of Physical Education**, v. 22, n. 1, p. 89-97, 2011.

DUNCAN, Bruce Bartholow et al. Doenças crônicas não transmissíveis no Brasil: prioridade para enfrentamento e investigação. **Revista de saúde pública**, v. 46, p. 126-134, 2012.

FISBERG, Mauro; WEHBA, Jamal; COZZOLINO, Silvia M. Franciscato. **Um, dois, feijão com arroz**: a alimentação no Brasil de Norte a Sul. 2002.

FOLLADOR, K. et al. Saneamento Básico: Meio Ambiente e Saúde. **Revista Uningá Review**, v. 23, n. 1, 2018.

GOUVEIA, Nelson. Saúde e meio ambiente nas cidades: os desafios da saúde ambiental. **Saúde e sociedade**, v. 8, p. 49-61, 1999.

GUEDES, Dartagnan P.; GUEDES, J. E. R. P. Atividade física, aptidão cardiorrespiratória, composição da dieta e fatores de risco predisponentes às doenças cardiovasculares. **Arq Bras Cardiol**, v. 77, n. 3, p. 243-50, 2001.

HEIDEMANN, Buss et al. Promoção da saúde e qualidade de vida: concepções da carta de ottawa em produção científica. **Ciência, Cuidado e Saúde**, v. 11, n. 3, 2012.

HELLER, Léo. Relação entre saúde e saneamento na perspectiva do desenvolvimento. **Ciência & Saúde Coletiva**, v. 3, p. 73-84, 1998.

MARINHO, Alcyane; DOS SANTOS, Priscila Mari. Hábitos e percepção socioambiental na universidade: Educação Física e Fisioterapia em foco. **Journal of Physical Education**, v. 25, n. 3, p. 365-377, 2014.

MENDES, E. V. **As redes de atenção à saúde**: Organização Pan--Americana da Saúde. Brasília. DF, 2011.

MORRIS, Juliana E. When "Patient-Centered" is Not Enough: A Call for Community-Centered Medicine. **The Annals of Family Medicine**, v. 17, n. 1, p. 82-84, 2019.

NEUMANN, África Isabel Cruz Perez et al. Padrões alimentares associados a fatores de risco para doenças cardiovasculares entre residentes de um município brasileiro. **Revista Panamericana de Salud Pública**, v. 22, p. 329-339, 2007.

PAIM, Jairnilson Silva. Modelos de atenção e vigilância da saúde. **Epidemiologia e saúde**, v. 6, p. 567-71, 2003.

SICHIERI, Rosely; CASTRO, Joelma Ferreira Gomes; MOURA, Aníbal Sanchez. Fatores associados ao padrão de consumo alimentar da população brasileira urbana. **Cadernos de saúde pública**, v. 19, p. S47-S53, 2003.

SOUZA, Cinoélia Leal de; ANDRADE, Cristina Setenta. Saúde, meio ambiente e território: uma discussão necessária na formação em saúde. **Ciência & Saúde Coletiva**, v. 19, p. 4113-4122, 2014.

TEIXEIRA, Carmem Fontes; PAIM, Jairnilson Silva; VILASBÔAS, Ana Luiza. **SUS, modelos assistenciais e vigilância da saúde. Fundamentos de vigilancia sanitária**. Rio Janeiro: FIOCRUZ, p. 49-60, 2000.

WILLETT, Walter C. Nutritional epidemiology issues in chronic disease at the turn of the century. **Epidemiologic reviews**, v. 22, n. 1, p. 82-86, 2000.

MÉDICO VETERINÁRIO E SAÚDE PÚBLICA

Sara do Nascimento Lemus
Raphael Sanzio Pimenta

Introdução

As primeiras escolas de Veterinária surgiram na França no século XVIII já que se trata de 1762, onde se iniciaram estudos em núcleos de pesquisas dos quais Médicos Veterinários e Médicos Humanos realizavam pesquisas comparando a anatomia e fisiologia entre as espécies, esses estudos se desenvolveram em escolas veterinárias e forneceu os princípios para a elaboração da "revolução microbiológica". Dessa forma, começa a ocorrer uma ligação do conhecimento técnico específico da medicina veterinária e humana (PFUETZENREITER; ZYLBERSZTAJN; AVILLA-PIRES, 2004; CARVALHO et al., 2017).

No Brasil a Escola Superior de Agricultura e Medicina Veterinária foi inaugurada em Julho de 1913 na cidade do Rio de Janeiro, tendo originado a Universidade Federal Rural do Rio de Janeiro. No ano seguinte, em 1914 surgiu a Escola de Medicina Veterinária do Exército com apoio de Médicos Veterinários do exército francês formados na escola de *Alfort* na França, o objetivo da criação da escola era controlar a alta incidência de mormo nos cavalos do exército, doença classificada como zoonose (POSSAMAI, 2011; TAFFAREL, 2014).

A veterinária por muito tempo foi uma profissão ligada estritamente à agricultura e pecuária, àqueles profissionais que não atuavam como clínicos particulares tornavam-se funcionários de repartições federais, estaduais ou municipais de agricultura. A erradicação de zoonoses pelos Médicos Veterinários era feita para proteger os rebanhos e não em defesa da saúde humana. Essa perspectiva mudou após países desenvolvidos como Canada e Estados Unidos começarem a ordenar médicos veterinários para colaborar em equipes de saúde pública e admiti-los em curso de pós graduação nessa área (PAIM; QUEIROZ, 1964).

A medicina veterinária voltada para a medicina humana foi primeiramente desenvolvida por meio da higiene e controle de alimentos. No final século XIX e inicio do século XX, na indústria da carne, cabe ao médico veterinário inspecionar desde a produção até o consumo os produtos de origem animal. Posteriormente, a relação da Medicina Veterinária e a saúde pública ocorre através do controle de zoonoses a partir dos conhecimentos da epidemiologia, os médicos veterinários passaram a ocupar posições nas áreas técnicas e administrativas da saúde pública (PAIM; QUEIROZ, 1964;

PFUETZENREITER; ZYLBERSZTAJN; AVILLA-PIRES, 2004; TAFFAREL, 2014; XAVIER; DO NASCIMENTO, 2017).

A Epidemiologia é considerada a base da Saúde Pública, pois é uma estratégia para o controle de enfermidades através do diagnostico epidemiológico. Em 1960 a epidemiologia é reconhecida como campo de estudo e campo de atuação do Médico Veterinário, inserida também como componente nas disciplinas das escolas para formação do profissional. O conhecimento do médico veterinário sobre saúde populacional e a importância das zoonoses, doenças transmissíveis em humanos, justifica a inserção da profissão de médico veterinário na saúde pública, e não somente sua atuação no setor da agricultura (PFUETZENREITER; ZYLBERSZTAJN; AVILLA-PIRES, 2004; CARVALHO et al., 2017).

A saúde pública veterinária e o controle de zoonoses

A saúde pública na veterinária tem como os princípios de base ligados às ciências biológicas e sociais, aplicados à prevenção da doença, proteção da vida, e promoção do bem-estar e integridade do ser humano. Em 1975 a Organização Mundial da Saúde (OMS) lança o conceito de Saúde Pública Veterinária como totalidade de ações em prol da saúde humana, mediante a aplicação da Ciência Veterinária (POSSAMAI, 2011; CARVALHO et al., 2017; GOMES, 2017).

As zoonoses são naturalmente transmissíveis entre homens e animais, o termo tem origem em raízes gregas, “zoos”, animal e “osis”, enfermidade. São contabilizadas como a maior parte das doenças emergentes e reemergentes, além de causar impacto socioeconômico, geram perdas na produtividade que chegam a exceder 20% na produção de animais em todo o mundo, prejudicam países os quais perdem oportunidades comerciais devido ao seu status sanitário deixando de receber investimentos (CARDOSO; MONTEIRO, 2011; MACKEY et al., 2014; ZANELLA, 2016).

O controle de zoonoses representa a principal atividade do Médico veterinário na área de saúde pública, mas também existem atividades relacionadas à higiene dos alimentos, trabalhos de laboratório, biologia e por fim atividades experimentais, todas organizadas segundo a Organização Mundial de Saúde. As enfermidades que são classificadas como zoonoses constituem um importante fator de morbidade e pobreza e sua prevenção bem como eliminação no homem dependem, em grande parte, das medidas adotadas contra essas doenças nos animais, por isso destaca-se o trabalho do médico veterinário no controle de zoonoses (PFUETZENREITER; ZYLBERSZTAJN; AVILLA-PIRES, 2004; COSTA, 2011).

O aumento do contato entre a população humana e os animais domésticos e silvestres resulta cada vez mais na disseminação de agentes infecciosos e parasitários para novos hospedeiros e ambientes o que pode implicar em emergências de caráter nacional ou internacional. As zoonoses representam 75% das doenças infecciosas emergentes no mundo; 60% dos patógenos humanos são zoonóticos e 80% dos patógenos que podem ser usados em bioterrorismo são de origem animal, dessa forma aumenta a importância e responsabilidade da saúde pública veterinária (MINISTÉRIO DA SAÚDE, 2010).

Em 1991 ocorria uma alta incidência de Tuberculose Bovina no mundo, os países das Américas decidiram erradicar a doença e não manter os programas de controle pelo alto custo. Assim os governos solicitaram com a Organização Pan Americana da Saúde (OPAS) para colaborarem no desenvolvimento de estratégias e um plano de ação, o enfoque temático foi baseado na viabilidade da erradicação de zoonoses incluindo o desenvolvimento programas de controle e/ou erradicação, vigilância epidemiológica e diagnóstico de zoonoses (ARÁMBULO, 1991). Do total de casos novos de tuberculose estimados pela OMS, menos da metade são notificados, situação que traduz a insuficiência das políticas de controle. A notificação da tuberculose no Brasil entre 1980 e 2000, se situa entre 80 e 90 mil casos novos/ano e ocupa a 22 posição entre os 22 países com maior carga de tuberculose no mundo (HIIJAR, 2001).

Em 2002, um Comitê de Especialistas em Saúde Pública Veterinária da OMS reconheceu que algumas áreas emergentes de atuação do Médico Veterinário em Saúde Pública podem trazer contribuições significativas para a saúde das populações humanas, como: vigilância epidemiológica e controle de doenças comunicáveis não zoonóticas, análise de aspectos sociais, comportamentais e mentais de relação entre seres humanos e animais, prevenção e estudo epidemiológico de doenças não infecciosas, como hipertensão e diabetes (incluindo a orientação de estilos de vida saudáveis), análise e avaliação dos serviços e programas utilizados na Saúde Pública (GOMES, 2017).

Os animais de companhia podem transmitir zoonoses de diversas formas, por exemplo, o estágio sexual de vida de *Toxoplasma* spp. ocorre em gatos e pode ser transmitida aos humanos através das fezes desses animais, os cães são fontes potenciais de *Toxacara* spp., *Staphylococcus aureus* dentre outros agentes que podem ser transmitido através de arranhadura, mordedura, ou por vetores. Cabe ao médico veterinário, na pratica com os animais de companhia, a responsabilidade de não apenas tratar o animal, mas também de fornecer detalhada e atualizada informação sobre as possíveis fontes de infecção que estes animais podem representar. Esse profissional deve aprender a conhecer estas enfermidades para preveni-las ou para erradicá-las, antes mesmo que se instalem (MEDITSCH, 2006; CUTLER, FOOKS, VAN DER POEL, 2010).

A expansão da população humana, globalização, industrialização, comércio, viagens, mudanças no habitat terrestre, poluição, expansão da produção animal, consumismo, reestruturação de sistemas de agricultura e pecuária, dentre outros fatores, influenciam na emergência de agentes de doenças zoonoticas e pressionam por mudanças nas políticas de saúde animal e de prevenção (OIE, 2015; ZANELLA 2016).

Existe mais de 200 zoonoses de alta morbidade e alta mortalidade principalmente em crianças, idosos e trabalhadores ligados à área da saúde pública e a veterinária. Na maioria das zoonoses, os animais domésticos ou silvestres atuam como reservatórios de infecção, podendo ser sintomáticos ou assintomáticos. Alguns animais desempenham função essencial para a manutenção da infecção na natureza, sendo o homem um hospedeiro acidental (MONTEIRO; CARDOSO, 2011; ZANELLA, 2016).

A Unidade de Controle de Zoonoses e Fatores Biológicos de Risco (UCZ) foi criada para que a rede de vigilância epidemiológica foque no controle de zoonoses, nem todos os municípios possuem UCZ, cabendo à vigilância em saúde realizar a função da UCZ, estes por sua vez devem desenvolver atividades de vigilância e de controle ambiental através do controle das populações animais, visando à profilaxia das zoonoses e de doenças transmitidas por vetores, atendendo as populações de municípios onde são implantados (MONTEIRO; CARDOSO, 2011).

Entre 2001 e 2017, foram notificados 61.767 casos de LVA no Brasil, dentre os quais 4.175 resultaram em óbito (SINAN, 2018). Os sinais clínicos da doença são bastante variáveis. Inicialmente, o paciente apresenta febre baixa e intermitente, palidez, diarreia e tosse; enquanto na fase final surgem os sinais mais graves, como inapetência, caquexia, febre intensa, hepatoesplenomegalia, desnutrição, palidez intensa, ascite, edema de membros, anasarca, icterícia, o que indicam insuficiência hepática (BRASIL, 2003; OLIVEIRA et al., 2010).

O combate às zoonoses está intimamente ligado ao conhecimento da epidemiologia das infecções, ou seja, identificar patógenos, seus hospedeiros vertebrados e seus métodos de transmissão, essa identificação deve incluir o conhecimento dos padrões de doenças espaço-temporais e suas mudanças ao longo do tempo, assim é possível prever a disseminação e o estabelecimento de novas doenças. Quando aumentamos os esforços para melhorar a capacidade de responder a patogenos aumenta-se também a probabilidade de se responder de maneira eficiente e eficaz a zoonoses novas, reemergentes ou negligenciadas no futuro (CUTLER; FOOKS; VAN DER POEL, 2010).

A medicina veterinária tem por objetivo a programação e a preservação da saúde dos animais. Ao concretizar este fundamento, o médico veterinário deve promover e preservar a saúde humana, em razão da diminuição do risco de transmissão de doenças ao homem.

Considerações finais

No exercício da profissão de médico-veterinário vale destacar entre todas as competências do médico veterinário as seguintes: o planejamento e a execução da defesa sanitária animal, o estudo e a aplicação de medidas de saúde pública no tocante às doenças de animais transmissíveis ao homem; a defesa da fauna, especialmente o controle da exploração das espécies animais silvestres, bem como dos seus produtos e a organização da educação rural relativa à pecuária.

O médico veterinário está vinculado nas ciências biológicas e sociais podendo atuar na agricultura, saúde animal, educação, no ambiente e na própria saúde humana para proteger e melhorar a saúde da população como um todo. O campo de ação do médico veterinário é muito amplo inclusive na saúde pública atuando não somente em nível da saúde e proteção animal e ambiental, como também na promoção da saúde humana através do combate a doenças zoonóticas e a segurança sanitária dos produtos de origem animal.

REFERÊNCIAS

ARÁMBULO, P. V. Veterinary public health: perspectives at the threshold of the 21st century. **Revue Scientific Technique**, v. 11, n. 1, p. 255-262, 1991.

BRASIL. **Lei nº 5517 de 23 de outubro de 1968**. Dispõe sobre o exercício da profissão de Médico-Veterinário e cria os Conselhos Federal e Regionais de Medicina Veterinária. Disponível em: <http://www2.camara.leg.br/legin/fed/lei/1960-1969/lei-5517-23-outubro-1968-375057-publicacaooriginal-1-pl.html>. Acesso em: 2 nov. 2018.

______. Ministério da Saúde. Secretaria de Vigilância em Saúde. Departamento de Vigilância Epidemiológica. **Manual de Vigilância e Controle da Leishmaniose Visceral**. Brasília: Ministério da Saúde, 2003. 120 p.

CARDOSO, T. A. O.; MONTEIRO, V. S. Biossegurança para o controle de Zoonoses e doenças transmitidas por vetores no Município de Rio Bonito, Rio de Janeiro. **Caderno da Saúde Coletiva**, Rio de Janeiro, v. 19, n. 1, p. 82-86, 2011.

CARVALHO, O. R. L. A atuação do médico veterinário em Saúde Pública: histórico, embasamento e atualidade. **Journal of the Health Sciences Institute**, São Paulo, v. 35, n. 2, p. 131-136, 2017.

COSTA, Herika. **A importância do Médico Veterinário no contexto de saúde pública**. 34 f. Seminário Aplicado - Programa de Pós-Graduação em Ciência Animal, Universidade Federal de Goiás, 2011.

CUTLER, S. J.; FOOKS, A. R.; VAN DER POEL, W. H. M. Public health threat of new, reemerging, and neglected zoonoses in the industrialized world. **Emerging infectious diseases**, v. 16, n. 1, p. 1, 2010.

GOMES, L. B. Importância e atribuições do médico veterinário na saúde coletiva. **Sinapse Múltipla**, Minas Gerais, v. 6, n. 1, p. 70-75, jul. 2017.

HIJJAR, M. A. et al. A tuberculose no Brasil e no mundo. **Boletim de Pneumologia Sanitária**, v. 9, n. 2, p. 9-16, dez. 2001.

MACKEY, T. K. et al. Emerging and reemerging neglected tropical diseases: a review of key characteristics, risk factors, and the policy and innovation environment. **Clinical microbiology reviews**, v. 27, n. 4, p. 949-979, 2014.

MEDITSCH, M. G. R. **O Médico Veterinário, as zoonoses e a saúde pública**: um estudo com perfis profissionais e clientes de clínicas de pequenos animais em Florianópolis, SC, Brasil. 147 f. Dissertação (Mestrado) – Universidade Federal de Santa Catarina, Florianópolis, 2006.

MENEZES, C. C. F. **A importância do Médico Veterinário na Saúde Pública**. 54 f. Monografia (Graduação em Medicina Veterinária) – Universidade Estadual do Ceará, Fortaleza, 2005.

MINISTÉRIO DA SAÚDE. Secretaria de Vigilância em Saúde. Boletim eletrônico epidemiológico. **Situação epidemiológica das zoonoses de interesse para a saúde pública**. Disponível em: <http://portal.saude.gov.br/portal/arquivos/pdf/ano10_n02_sit_epidemiol_zoonoses_br.pdf>. Acesso em: 4 nov. 2018.

OIE. Emerging and re-emerging zoonoses. **Editorials**, 2015. Disponível em: <www.oie.int/for-the-media/editorials/detail/article/emerging-and-re-emergingzoonoses>. Acesso em: 20 set. 2018.

PAIM, G. V. QUEIROZ, J. C. **Saúde pública veterinária**. Arquivos da Faculdade de Higiene e Saúde Pública da Universidade de São Paulo, São Paulo, p. 111-118, jun./dez. 1964.

PFUETZENREITER, M. R.; ZYLBERSZTAJN, A.; AVILLA-PIRES, F. D. Evolução histórica da medicina veterinária preventiva e saúde pública. **Ciência Rural**, Santa Maria, v. 34, n. 5, p. 1661-1668, set/out. 2004.

POSSAMAI, P. H. M. O papel do Médico Veterinário na educação e formação na vigilância ambiental em saúde. **Revista Electrónica de Investigación y Docencia**, p. 59-73, out. 2011.

SINAN. **Sistema de Informação de Agravos de Notificação**. Disponível em: <http:// portalsinan.saude.gov.br/dados-epidemiologicos-sinan>. Acesso em: 9 nov. 2018.

TAFFAREL, Andréia. **Aspectos do papel do médico veterinário na saúde pública, o ensino curricular e o conceito de one health**: revisão de literatura e considerações. 36 f. Tese (Monografia) – Medicina Veterinária, Universidade Federal do Rio Grande do Sul, 2014.

XAVIER, D. R.; DO NASCIMENTO, G. N. L. O médico veterinário na atenção básica a saúde. **Revista Desafios**, Palmas, v. 4, n. 2, p. 28-34, 2017.

ZANELLA, J. R. C. Zoonoses emergentes e reemergentes e sua importância para saúde e produção animal. **Pesquisa agropecuária brasileira**, Brasília, v. 51, n. 5, p. 510-519, maio 2016.

SOBRE OS AUTORES

Adailton Tomaz da Silva
Possui Mestrado em Ciências da Saúde. Especialização em Gestão Financeira pela Universidade Federal de Campina Grande-PB (2004). Graduação em Ciências Contábeis pela Universidade Estadual da Paraíba-PB (2001). Atualmente é Coordenador da Secretaria Acadêmica do campus de Palmas na Fundação Universidade Federal do Tocantins-TO, atuando principalmente nos seguintes temas: Atendimento ao discente, docente e ao público em geral; Organização e desenvolvimentos de processos acadêmicos; Participação de atividades estratégicas em relação ao planejamento do setor e na Montagem do pedido de requerimento do aluno no Sistema Integrado de Educação (SIE). Trabalhou no Protocolo e na coordenação de curso da Universidade Federal do Tocantins.

Ana Paula Alves Gonçalves Lacerda
Possui graduação em Odontologia pela Universidade José do Rosário Vellano (1999). Atuou como colaboradora do Centro colaborador do Ministério da Saúde em Vigilância da Saúde Bucal (CECOL), e atualmente exerce a função de professora dos cursos de Odontologia e Medicina da faculdade ITPAC Palmas e do curso de Odontologia na faculdade ITPAC Porto Nacional. Especialista em Dentística Restauradora, especializanda em Metodologias ativas e práticas inovadoras e mestre em Ciências da Saúde pela Universidade Federal do Tocantins. Tem experiência na área de Odontologia, com ênfase em Saúde coletiva, atuando principalmente nos seguintes temas: promoção de saúde, saúde da família e educação em saúde.

Andreza Domingos da Silva
Possui graduação plena em Fonoaudiologia pela Universidade Católica de Pernambuco – UNICAP (2000). Mestranda em Ciências da Saúde, pela Universidade Federal do Tocantins – UFT (2019), Especialista em Saúde Pública, pela Rede de Escola de Saúde Pública – FIOCRUZ (2017-2018). Especialista em Preceptoria do SUS pelo Instituto de Ensino e Pesquisa Sírio Libanês – (2015-2016). Especialista em Habilitação e Reabilitação Auditiva em Crianças de 0 a 3 anos pela Universidade de São Paulo – USP/FOB (2013-2014). Especialista em Gestão em Saúde pela Universidade Federal do Tocantins – UFT (2012-2013). Especialista em Informática em Saúde pela Universidade Federal de São Paulo – UNIFESP/UAB (2009-2010). Atua como Analista Técnica na Superintendência de Atenção e Vigilância em Saúde (SUPAVS) da

Secretaria Municipal de Saúde de Palmas (SEMUS), e como Fonoaudióloga no Centro Estadual de Reabilitação (CER III – Auditivo). Participa como preceptora do Programa Integrado de Residências em Saúde (PIRS) no Programa de Residência Multiprofissional em Saúde Coletiva da Fundação Escola de Saúde Pública de Palmas (FESP-PALMAS/TO) e como Facilitadora em Processos Educacionais em Saúde com ênfase em Metodologias Ativas. Tem Experiência em Saúde Pública, Saúde Coletiva, atuando principalmente nos seguintes temas: Políticas Públicas de Saúde, Promoção da Saúde, Doenças e Agravos não Transmissíveis (DCNT) e seus Fatores de Risco e processos educacionais em saúde.

Carla Araújo Bastos Teixeira

Enfermeira graduada pela Universidade de Fortaleza- UNIFOR. Especialista em Saúde Pública com Ênfase em Saúde da Família pela Universidade Vale do Acaraú -UVA. Mestre em Ciências pelo programa de Enfermagem Psiquiátrica da Escola de Enfermagem de Ribeirão Preto - EERP/USP. PhD em Ciências na Escola de Enfermagem de Ribeirão Preto. Realizou estágio Sanduiche na Universidade de Alberta -Canadá. Membro do GEPEMEN - Grupo de Estudos e Pesquisa em Saúde Mental. Atualmente, desenvolve pesquisas nas áreas temáticas: Estresse ocupacional, estratégias de enfrentamento, estresse precoce, depressão e promoção em saúde mental. É consultora ad hoc de periódicos nacionais e internacionais na área de enfermagem e saúde mental. Docente dos cursos de Enfermagem e Medicina da Universidade CEUMA.

Carolina Abreu Teixeira Leitão

Nutricionista. Graduada pela Universidade Federal do Piaui – UFPI e Especialista em Saúde Pública pela UNINTER. Atualmente sou servidora pública concursada desde 2013 e atuo na Coordenação de Alimentação Escolar da Secretária Municipal da Educação de Porto Nacional/TO sendo responsável técnica do Programa Nacional de Alimentação Escolar (PNAE) deste município, fui nutricionista da Secretaria Estadual de Educação (SEDUC/TO), da Diretoria Regional de Ensino de Porto Nacional e agente do Centro Colaborador de Alimentação e Nutrição Escolar (CACANE/TO).

Carolina Aguiar Alves

Assistente Social da Secretaria Estadual da Saúde, lotado no Hospital Infantil de Palmas. Especialista em Administração e Planejamento de Projetos Sociais. Especialista em Saúde Pública. Aluna Especial do Mestrado de Ciências da Saúde.

Danielle Rosa Evangelista

Possui graduação em Enfermagem pela Universidade Federal do Ceará (2007), especialização em Enfermagem Obstétrica pela Universidade Estadual do Ceará (2012), mestrado em Enfermagem pela Universidade Federal do Ceará (2009) e doutorado em Enfermagem pela Universidade Federal do Ceará (2012). Atualmente é professora da Universidade Federal do Tocantins (UFT) na disciplina Saúde Sexual e Ciclo Reprodutivo da Mulher. Vinculada ao corpo docente do Mestrado Profissional em Ciências da Saúde da UFT.

Fabiana Daronch

Possui graduação em Enfermagem pela Fundação UNIRG (2008) e especialização em Enfermagem do Trabalho pelo Centro Universitário de Anápolis – UniEvangélica (2009). Tem experiência em Saúde Pública, por ter trabalhado dois anos (2008 - 2010) como Enfermeira e Coordenadora de uma Unidade Básica de Saúde em Porangatu – GO. Trabalhou como professora do curso técnico de enfermagem no SENAC – Serviço Nacional de Aprendizagem Comercial (2008) em Porangatu-GO. Atualmente é enfermeira da Fundação Universidade Federal do Tocantins – Campus de Palmas e ministrou aulas práticas e teóricas ao curso de Enfermagem da Universidade Federal do Tocantins como professora voluntária no período de 2010 e 2011.

Frederico Eugênio

Possui graduação em Odontologia pela Universidade Federal de Uberlândia (2001). Professor universitário por 09 anos, possui especialização em periodontia, radiologia, habilitação em odontologia hospitalar e Mestrado em Ciências da Saúde pela Universidade Federal do Tocantins. Coordenador de odontologia hospitalar do Hospital Regional de Gurupi desde 2012.

Genildo Ferreira Nunes

Possui graduação em Medicina Médica pela Universidade Federal do Rio Grande do Norte (1998). Formação especializada em cardiologia e ritmologia cardíaca no Hospital de Beneficência portuguesa de São Paulo-SP. Atualmente é coordenador do serviço de eletrofisiologia do Hospital Geral de Palmas. É membro titular da sociedade Brasileira de cardiologia-SBC. Membro Titular da Sociedade Brasileira de Arritmias Cardíacas-SOBRAC. Membro Habilitado em Marcapasso do Departamento de Estimulação Cardíaca da SBCCV e professor do curso de Medicina da Universidade Federal do Tocantins. Atua nas áreas de cardiologia, eletrofisiologia clínica/invasiva e implante de marcapassos.

Gessi Carvalho de Araújo Santos
Possui graduação em Enfermagem obstétrica pela Faculdade Adventista de Enfermagem (1986), mestrado em Farmacologia pela Universidade Federal de São Paulo (1996) e doutorado em Ciências da Saúde pela Universidade Federal de São Paulo (2001). Atualmente é docente da Universidade Federal do Tocantins no curso de medicina e mestrado profissional em ciências da saúde, no Campus de Palmas/TO. Foi presidente e membro do comitê de ética em pesquisa, envolvendo seres humanos 2003-2010. Tem experiência na área de Fisiologia humana, atuando principalmente nos seguintes temas: hipertensão arterial, fator de risco, acidente vascular cerebral, medula rostroventrolateral, glutamato, glicina, fatores de risco para a saúde, educação e saúde, temas voltados à saúde pública, epidemiologia e ao SUS. Coordenou o curso de enfermagem do Ceulp/Ulbra 2001-2003 e permaneceu na docência por 11 anos, coordenou o mestrado profissional em ciências da saúde/ UFT 2007 -2012 e o Pet/saúde 2010-2011, possui experiência assistencial, gestão e análise curricular de enfermagem e outros cursos da saúde.

Gilmara Apolinário Reis
Técnica em Informática pelo Instituto Federal de Ciência e Tecnologia do Tocantins (IFTO), 2007-2010. Discente Bolsista do PET-SAÚDE REDES DE ATENÇÃO 2013-2014. Presidente do Centro Acadêmico de Enfermagem da UFT 2014-2015. Comissão Organizadora do projeto VER-SUS/Brasil 2015-2016. Discente Voluntária PET – SAÚDE GraduaSUS 2016. Graduada em enfermagem pela Universidade Federal do Tocantins (UFT) 2016. Coordenadora do Núcleo de Educação Popular em Saúde de Palmas-TO de 2017 a 2019. Tutora no projeto de construção de capacidades técnicas para a gestão o programa Academia da Saúde. Interesse nas áreas de saúde coletiva e saúde pública.

Glêndara Aparecida de Souza Martins
Possui graduação em Engenharia de Alimentos pela Fundação Universidade Federal do Tocantins (2007), graduação em Matemática pelo Centro Universitário Claretiano de Batatais (2014), mestrado em Ciências dos Alimentos pela Universidade Federal de Lavras (2009), doutorado em Biodiversidade e Biotecnologia pela Universidade Federal do Tocantins (2014) e pós doutorado com ênfase em Ciência e Tecnologia do Leite e do Ovo pelo Agrocampus Ouest – França. Atualmente é professora adjunto III do curso de Engenharia de Alimentos da Universidade Federal do Tocantins e orientadora no Programa de Pós Graduação em Ciência e Tecnologia de Alimentos na UFT, atuando nas áreas de Desenvolvimento de Novos Produtos, Tecnologia de Frutas e Fenômenos dos Transportes.

Guilherme Nobre Lima do Nascimento
Possui graduação em Farmácia pelo Centro Universitário de Patos de Minas (agregada a Universidade do Estado de Minas Gerais), Especialista em Genética, Bioquímica e Ciências Farmacêuticas pelo IACT, mestrado em Ciências Farmacêuticas pela UFG e Doutor em Química pela UFU. Atualmente é professor Adjunto do curso de Nutrição da Universidade Federal do Tocantins. Participa dos programas de mestrado em Ciências da Saúde e do Programa de Doutorado BIONORTE. Tem experiência nas áreas de Farmacologia, Etnofarmacologia e Dinâmica Molecular.

Helber Lopes de Oliveira
Assistente de laboratório de esterilização da Fundação UNIRG (concurso de 2006); Possui graduação em Direito pela Fundação UNIRG (2007); Pós-Graduação em Direito Constitucional pela Universidade Anhanguera – UNIDERP (2010); Ex-presidente dos Servidores técnicos/administrativos da ASAUNIRG (Associação dos Servidores da UNIRG); Advogado, portador da OAB/TO n° 4.407, atuante e em exercício desde 2009. Com experiência em magistério superior. Mestre em Ciências da Saúde pela Universidade Federal do Tocantins (UFT).

Ivete de Souza Barbosa Nunes
Possui graduação em Medicina pela Faculdade de Medicina de Itajuba (2000). Atualmente é médica nefrologista do Hospital Geral de Palmas, médica nefrologista da Clínica Nefro – Palmas-TO e docente no internato de Clínica Médica da UFT desde Novembro de 2013.

Juliana Fonseca Moreira da Silva
Possui graduação em Ciências Biológicas - Faculdades Metodistas Integradas Izabela Hendrix (1995), mestrado em Ciências do Ambiente pela Fundação Universidade Federal do Tocantins (2008) e doutorado sanduíche em Microbiologia pelo Programa de Pós-Graduação em Microbiologia da Universidade Federal de Minas Gerais e pela United State Department of Agriculture - USDA (2013). Atualmente é professora de ensino superior da Fundação Universidade Federal do Tocantins, membro do comitê interno do Programa Institucional de Bolsas de Iniciação Científica PIBIC-CNPq/UFT. Participa como professora permanente dos programas de mestrado Ciência e Tecnologia de Alimentos e Ciências da Saúde. Foi coordenadora do Programa de Mestrado em Ciência e Tecnologia de Alimentos no período de 2014/2016. Possui pós-doutorado em metagenômica de solos pela Universidade Federal do Tocantins – UFT e Universidade de São Paulo – Campus Luiz de Queiroz.

Tem experiência na área de Microbiologia com ênfase em ecologia microbiana, atuando principalmente nos seguintes temas: Microbiologia geral e aplicada, Microbiologia de Alimentos, Probióticos, Fitoterápicos.

Karen Thayane de Oliveira Coqueiro
Possui graduação em Nutrição pela Universidade Federal do Tocantins (2014), pós-graduanda em Nutrição Esportiva pelo Laboro. Realizou atividade de preceptoria do Estágio Internato Rural Integrado do Curso de Nutrição da Universidade Federal do Tocantins, na secretaria da saúde do município de Rio Sono-TO, em julho de 2014.

Larissa Jorge Coelho
Possui graduação em Nutrição pela Universidade Federal do Tocantins (2016). Tem experiência na área de Nutrição, com ênfase em Nutrição Clínica. Membro Fundador da Liga Acadêmica de Plantas Medicinais e Fitoterapia. Pós-graduanda em Nutrição Esportiva, Funcional e Fitoterápica. Mestre em Ciências da Saúde, pela Universidade Federal do Tocantins.

Leila Rute Oliveira Gurgel do Amaral
Psicóloga, formada pela Universidade Estadual de Londrina (1995), Mestre em Psicologia pela Universidade Estadual Paulista – UNESP (2003), Doutora em Ciências pela Universidade de São Paulo – USP (2008) e Pós-Doutora em Psicologia da Educação pela Universidade Estadual Paulista- UNESP (2014). Atualmente é professora adjunta da Universidade Federal do Tocantins – Colegiado de Medicina e do Mestrado Profissional em Ciências da Saúde-UFT. Atua como pesquisadora dos seguintes grupos de pesquisa certificados pelo CNPQ: Desenvolvimento Humano em Situações de Risco Social e Pessoal (UFRGS); Violência e Relações de Gênero(UNESP). Líder do grupo do CNPq Qualidade de vida e Saúde (UFT). Dedica-se ao estudo das seguintes temáticas: promoção de saúde em diferentes populações, saúde mental, desenvolvimento e saúde, resiliência e educação em saúde. Faz parte do grupo de pesquisadores do REDRES Observatório Internacional Rede Resiliência/CNPQ, atuando na linha de pesquisa Resiliência e Cuidado.

Márcia Faria e Silva
Possui graduação pela Pontifícia Universidade Católica de Goiás (2003). Atualmente é bióloga em saúde – Secretaria de Estado da Saúde do Tocantins. Tem experiência acadêmica e na área de Biologia Geral, com ênfase em Vigilância Epidemiológica

Márcio Araújo de Almeida

Possui graduação em Fisioterapia pela Universidade Católica de Petrópolis (2003). Pós-Graduação & quot; Lato Sensu" – Especialização em Fisioterapia Neuro-Funcional. Atualmente é professor assistente da Fundação UNIRG. Tem experiencia na Área de Docência com mais de 5000 mil horas aula atuando na Disciplina de Anatomia Humana. Tem experiência na área de Fisioterapia e Terapia Ocupacional, com ênfase em Reeducação Postural Global\RFL, atuando principalmente nas seguintes áreas: Neurofuncional, Reeducação da Postura, Fisioterapia Aplicada a Ortopedia e Traumatologia

Marco Aurelio Gondim Cordeiro

Possui graduação em Medicina pela Universidade Federal do Pará (2003). Residência médica em Anestesiologia pela Sociedade Brasileira de Anestesiologia e MEC. Atualmente é professor assistente da Fundação UNIRG. Mestrando em ciências da saúde pela Universidade Federal do Tocantins. Exerce a atividade de médico Anestesiologista no município de Gurupi-TO

Marta Azevedo dos Santos

Possui graduação em Psicologia pela Universidade Federal de Santa Catarina-SC (1990), Mestrado em Educação pela Universidade Federal de Santa Catarina-SC (1997) e Doutorado em Psicologia pela Universidade de Sevilla-ES (2003). Professora Associada II, do quadro de professores da Universidade Federal do Tocantins, nos cursos de Enfermagem e Nutrição e do quadro permanente do Mestrado em Ciências da Saúde. Tem experiência na área da Psicologia, Educação, Educação e Promoção em Saúde. Avaliação de Política Pública. Desenvolvendo pesquisas na área interdisciplinar, nas linhas de Gestão e Planejamento, Avaliação de Políticas Públicas, Educação e Promoção da Saúde e Saúde do trabalhador. Consultora Técnica do Ministério da Saúde.

Matheus Martins Daude

Mestrando do programa de Pós-graduação em Ciências da Saúde pela Universidade Federal do Tocantins (UFT), onde é membro do Laboratório de Análises Moleculares (LAM – UFT) e atualmente desenvolve o projeto intitulado de: Validação e confiabilidade de métodos de extração de RNA e um kit de diagnóstico para detecção do vírus da dengue (DENV) via RT-qPCR. Engenheiro de Bioprocessos e Biotecnologia pela UFT (2013-2018), onde foi por 2 anos bolsista de Iniciação Científica pela UFT e 2 anos pelo CNPq. Desenvolveu durante os 4 anos de Iniciação Científica trabalhos de Biologia Molecular voltados à análise de genes envolvidos no processo de florescimento e relacionados ao processo de embriogênese somática em cafeeiro. Possui experiência com as técnicas de PCR, RT-qPCR, extração de ácidos nucleicos

(RNA e DNA), ferramentas de Bioinformática e sequenciamento. Possui formação técnica em Informática pelo Instituto Federal do Tocantins – IFTO.

Pablo Ferlon
Acadêmico do Curso de Medicina das Faculdades Integradas de Patos – FIP, Brasil.

Poliana Guerino Marson
Professora e Pesquisadora da Universidade Federal do Tocantins. Possui Doutorado em Biotecnologia (2015) pelo Programa de Pós-Graduação BIONORTE (Biodiversidade e Biotecnologia da Amazônia Legal) UFT-TO. Graduada em Farmácia Bioquímica (2000) e mestre em Bioquímica (2004) ambos pela Universidade Federal do Paraná. Docente Permanente do PPG Mestrado em Ciências da Saúde. Vice Coordenadora do PPG Mestrado em Ciências da Saúde (2019/2021). Coordena e ministras as disciplinas de Farmacologia Básica e Patologia Clínica no curso de Medicina da UFT. Tem experiência na área Farmacêutica, com ênfase em Análises Clínicas, Farmacologia e Produtos Naturais.

Rafaela de Carvalho Alves
Docente efetiva do curso de Fisioterapia do Centro Universitário UnirG (Gurupi-TO) desde 2008. Possui graduação em Fisioterapia – Faculdades Integradas de Santa Fé do Sul-SP (FUNEC/FISA, 2005). Pós-graduação em Dermatologia Funcional (FUNEC/FISA, 2006) e Gerontologia (UFT, 2014). Atua nas áreas de Gerontogeriatria, Fisioterapia Postural e Reumatologia.

Raquel Nunes de Lima
Acadêmica do Curso de Medicina da Universidade Potiguar, UnP, Brasil.

Ravena Gentil de Castro
Possui graduação em enfermagem pela Universidade Federal do Tocantins (UFT) e em Agronomia pela Universidade Federal Rural da Amazônia (2008). Mestra em Ciências da Saúde pela UFT. Possui Especialização em produção de biodiesel no PA. Experiência como docente nos cursos de Meio ambiente, Segurança no trabalho e Biologia desde 2009.Trabalhos com ênfase em Saúde do Trabalhador, melhoramento vegetal, controle biológico de pragas e resíduos sólidos.

Rômulo Dayan Camelo Salgado
Especialista em Saúde, Atividade Física e Nutrição pelo Instituto Federal do Piauí, campus Floriano (2015). Especialista em Saúde Pública e da Família

pelo Centro de Formação e Capacitação Profissional do Meio Norte, CEFOR (2013). Graduado em Fisioterapia pela Faculdade de Ensino Superior de Floriano (2012). Graduado em Ciências Biológicas pelo Instituto Federal do Piauí, campus Floriano (2016). Tem experiência como Fisioterapeuta Plantonista; Docência no Ensino Básico, Técnico e Superior nas áreas de Biologia Celular, Anatomia, Patologia, Fisiologia Humana e do Exercício, Reabilitação Física, Oncologia, Qualidade de Vida, Atividade Física e Nutrição desenvolvidas em currículos tradicionais, híbridos e metodologias ativas.

Sandra Maria Botelho Mariano
Graduada em Farmácia pela Universidade Federal do Pará, possui mestrado em Bioquímica e doutorado em Ciências Biológicas pela Universidade Federal de Pernambuco (2003). Atualmente é professora Associada I do curso de medicina e do Mestrado Profissional em Ciências da Saúde na Universidade Federal do Tocantins (UFT).

Sara do Nascimento Lemus
Possui graduação em Medicina Veterinária pela Universidade Federal de Santa Maria (2017). Acadêmica do curso de Mestrado Interdisciplinar em Ciências da Saúde. Tem experiência na área de Medicina Veterinária.

Tainara Pereira de Araújo
Possui graduação em Nutrição pela Universidade Federal do Tocantins (2018), Mestranda em Ciências da Saúde pela Universidade Federal do Tocantins (2018) e Pós-Graduanda em Nutrição Clínica e Funcional (2019).

Talita Buttarello Mucari
Possui graduação em Ciências Biológicas pela Universidade de São Paulo (FFCLRP-USP / 1998), mestrado em Genética e Melhoramento Animal pela Universidade Estadual Paulista Júlio de Mesquita Filho (FCAV – UNESP / 2002) e doutorado em Genética e Evolução pela Universidade Federal de São Carlos (UFSCar / 2006). Atualmente é Professora Associada I da Universidade Federal do Tocantins (UFT), atua no Curso de Graduação em Medicina e no Programa de Mestrado em Ciências da Saúde. Tem experiência nas áreas de Genética, Bioestatística e Qualidade de Vida e Saúde de Populações, trabalha principalmente com pesquisas quantitativas. Participa do Grupo de Pesquisa em Qualidade de Vida e Saúde da UFT (QUAVIS). É membro-presidente da Comissão de TCC e membro da Comissão de Avaliação Docente (COAD) do curso de Medicina da UFT.

Tayse Camelo Salgado
Graduada em Matemática pelo Instituto Federal do Piauí (2017). Professora do Ensino Básico na Escola Pequeno Príncipe. Bolsista pelo Programa Institucional de Bolsa de Iniciação à Docência (2014-2017).

Thuane Neves Araújo Santos
Possui graduação em Odontologia pela Fundação UNIRG (2011). Tem experiência na área de Odontologia, com ênfase em Odontopediatria. Especialista em odontopediatria pela Faculdade Uningá (2014). Experiência em docência. Mestranda em odontopediatria pela Faculdade São Leopoldo Mandic.

Tiago Veloso Neves
Bacharel em Fisioterapia pelo Centro Universitário Luterano de Palmas (CEULP-ULBRA). Especialista em Ambiente Organizacional, Saúde e Ergonomia pela Escola Superior Aberta do Brasil. Mestre em Ciências da Saúde pela Universidade Federal do Tocantins. Durante a graduação, foi monitor acadêmico duas vezes, respectivamente nas matérias de Anatomia Humana e Cinesiologia e Biomecânica. Também foi monitor/ aluno pesquisador do Programa de Educação pelo Trabalho para a Saúde (PET- Saúde) por duas edições seguidas, trabalhando em projetos que envolveram, respectivamente, hanseníase e Práticas Integrativas e Complementares. Trabalha com Práticas Integrativas e Complementares desde 2005, especialmente como massoterapeuta e, mais recentemente, com outras práticas como Auriculoterapia, Acupuntura Coreana das Mãos, Meditação, Ventosaterapia, entre outras. Atualmente é servidor da Secretaria Municipal de Saúde de Palmas, onde atua como técnico do Núcleo de Saúde do Trabalhador e professor adjunto no curso de Medicina no Instituto Tocantinense Presidente Antônio Carlos (ITPAC - Palmas). Também atende como fisioterapeuta clínico no Realize SPA.

Tiara Cunha Silva
Possui graduação em Enfermagem – Faculdades Integradas Pitágoras de Montes Claros (2009). Atualmente é Enfermeira do Trabalho do Instituto Federal de Educação, Ciência e Tecnologia do Tocantins (IFTO) e atua na Coordenação de Benefícios e Qualidade de Vida, desenvolvendo ações de promoção e prevenção à saúde dos servidores, estagiários e terceirizados.

Vanderson Ramos Mafra
Possui graduação pelo Centro Universitário UNIRG (2010). Especialização em Programa Saúde da Família (PSF) pelo Instituto Específico de Ensino Pesquisa e Pós-Graduação. Tem experiência na área de Farmácia, com ênfase em Assistência e atenção Farmacêutica, gerência de Farmácia e Drogaria e

atuação em farmácia hospitalar. Proprietário de drogaria. Mestrado Profissional em Ciências da Saúde (MPCS). Professor do Curso de Farmácia da Universidade de Gurupi – UnirG.

Victor Rodrigues Nepomuceno
Possui Bacharelado em Fisioterapia, pela Universidade Ibirapuera (2000); Mestrado em Ciências Morfofuncionais pela Universidade de São Paulo – USP (2004); Doutorado em Ciências pela Universidade de São Paulo – Ribeirão Preto – USP (2016). Atualmente é Professor Doutor da Fundação Universidade Federal do Tocantins. Tem experiência na área de Morfologia, com ênfase em Anatomia Humana, Neuroanatomia e Eletromiografia Cinesiológica do Sistema Musculoesquelético.

Wataro Nelson Ogawa
Possui graduação em Ciências Biológicas Modalidade Médica pela Universidade de São Paulo (1979), mestrado em Ciências (Fisiologia Humana) pela Universidade de São Paulo (1989) e doutorado em Ciências (Fisiologia Humana) pela Universidade de São Paulo (2002). Atualmente é professor titular nível 2 da Universidade Regional de Gurupi. Tem experiência na área de Biofísica, com ênfase em Biofísica de transporte em epitélios, atuando principalmente nos seguintes temas: fitoterápicos, estresse, ansiedade e eletrofisiologia.

Wendy Moura Sanches
Graduada em Nutrição, Universidade Federal do Tocantins (2019). Pós-graduanda em Nutrição Clínica e Funcional (2019).

SOBRE O LIVRO
Tiragem: 1000
Formato: 16 x 23 cm
Mancha: 12,3 x 19,3 cm
Tipografia: Times New Roman 11,5 | 12 | 16 | 18 pt
Arial 6,5 | 8 | 9 pt
Papel: Pólen 80 g/m² (miolo)
Royal Supremo 250 g/m² (capa)